伤寒明理论

金·成无己◎著

伤寒医鉴

元·马宗素◎著

吕　凌◎校注

《中医非物质文化遗产临床经典读本》

第二辑

U0206414

中国健康传媒集团
中国医药科技出版社

图书在版编目（CIP）数据

伤寒明理论 /（金）成无己著；吕凌校注 . 伤寒医鉴 /（元）马宗素著；吕凌校注 . — 北京：中国医药科技出版社，2020.7

（中医非物质文化遗产临床经典读本 . 第二辑）

ISBN 978-7-5214-1730-2

Ⅰ . ①伤… ②伤… Ⅱ . ①成… ②马… ③吕… Ⅲ . 《伤寒论》—研究 ②伤寒（中医）—中国—元代 Ⅳ . ① R222.29 ② R254.1

中国版本图书馆 CIP 数据核字（2020）第 060716 号

美术编辑 陈君杞
版式设计 也 在

出版 **中国健康传媒集团** | 中国医药科技出版社
地址 北京市海淀区文慧园北路甲 22 号
邮编 100082
电话 发行：010 - 62227427 邮购：010 - 62236938
网址 www.cmstp.com
规格 880×1230mm $\frac{1}{32}$
印张 3 $\frac{7}{8}$
字数 82 千字
版次 2020 年 7 月第 1 版
印次 2023 年 10 月第 2 次印刷
印刷 三河市万龙印装有限公司
经销 全国各地新华书店
书号 ISBN 978-7-5214-1730-2
定价 **20.00** 元

获取新书信息、投稿、为图书纠错，请扫码联系我们。

出版者的话

　　中国从有文献可考的夏、商、周三代，就进入了文明的时代。中国人认为自己是炎黄的子孙，若以此推算，中国的文明史可以追溯到五千年前。中华民族崇尚自然，形成了"天人合一"的信仰，中医学就是在这种信仰的基础上产生的一种传统医学。

　　中医的起源可以追溯到炎帝、黄帝时期，根据考古、文献记载和传说，炎帝神农氏发明了用药物治病，黄帝轩辕氏创造脏腑经脉知识，炎帝和黄帝不仅是中华民族的始祖，也是中医的缔造者。

　　大约在公元前1600年，商代的伊尹发明了用"汤液"治病，即根据不同的证候把药物组合在一起治疗疾病，后世称这种"汤液"为"方剂"，这种治病方法一直延续到现在。由此可见，中华民族早在3700多年前就发明了把各种药物组合为"方剂"治疗疾病，实在令人惊叹！商代的彭祖用养生的方法防治疾病，中国人重视养生的传统至今深入民心。根据西汉司马迁《史记》的记载，春秋战国时期的扁鹊秦越人善于诊脉和针灸，西汉仓公淳于意善于辨证施治。这些世代传承积累的医药知识，到了西汉时期已蔚为大观。汉文帝下诏命刘向等一批学者整理全国的图书，整理后的图书分为六大类，即六艺、诸子、诗赋、兵书、术数、方技，方技即医学。刘向等校书，前后历时27年，是对中国历史文献最

1

为壮观的结集、整理、研究，真正起到了上对古人、下对子孙后代的承前启后的作用。后之学者，欲考中国学术的源流，可以此为纲鉴。

这些记载各种医学知识的医籍，传之后世，被尊为经典。医经中的《黄帝内经》，记述了生命、疾病、诊疗、药物、针灸、养生的原理，是中医学理论体系形成的标志。这部著作流传了2000多年，到现在，仍被视为学习中医的必读之书，且早在公元7世纪，就传播到了周边一些国家和地区，近代以来，更是被翻译成多种语言，在世界许多国家广泛传播。

经方医籍中记载了大量以方治病和药物的知识，其中有《汤液经法》一书，相传是伊尹所作。东汉时期，人们把用药的知识编纂为一部著作，称《神农本草经》，其中记载了365种药物的药性、产地、采收、加工和主治等，是现代中药学的起源。中国历代政府重视对药物进行整理规范，著名的如唐代的《新修本草》、宋代的《证类本草》。到了明代，著名医学家李时珍历经30余年研究，编撰了《本草纲目》一书，在世界各国产生了广泛影响。

东汉时期的张仲景，对医经、经方进行总结，创造了"六经辨证"的理论方法，编撰了《伤寒杂病论》，成为中医临床学的奠基人，至今仍是指导中医临床的重要文献。这部著作早在公元700年左右就传到日本等国家和地区，一直受到重视。

西晋时期，皇甫谧将《素问》《针经》和《黄帝明堂经》进行整理，编纂了《针灸甲乙经》，系统地记录了针灸的理论与实践，成为学习针灸的经典必读之书，一直传承到现在。这部著作也被翻译成多种语言，在世界各地广泛传播。

中医学在数千年的发展历程中，创造积累了丰富的医学理论与实践经验，仅就文献而言，保存下来的中医古籍就有1万余种。中医学独特的思想与实践，在人类社会关注健康、重视保护文化多样性和非物质文化遗产的背景下，显现出更加旺盛的生命力。

中医药学与中华民族所有的知识一样，是"究天人之际"的学问，所以，中国的学者们信守着"究天人之际，通古今之变，成一家之言"的至理。《素问·著至教论》记载黄帝与雷公讨论医道说："而道，上知天文，下知地理，中知人事，可以长久。以教众庶，亦不疑殆。医道论篇，可传后世，可以为宝。"这段话道出了中医学的本质。中医是医道，医道是文化、是智慧，《黄帝内经》中记载的都是医道。医道是究天人之际的学问，天不变，道亦不变，故可以长久，可以传之后世，可以为万世之宝。

医道可以长久，在医道指导下的医疗实践，也可以长久。故《黄帝内经》中的诊法、刺法至今可以用，《伤寒论》《金匮要略》《备急千金要方》《外台秘要》的医方今天亦可以用，《神农本草经》《证类本草》《本草纲目》的药今天仍可以用。

或许要问，时间太久了，没有发展吗？不需要创新吗？其实，求新是中华民族一贯的追求。如《礼记·大学》说："苟日新，日日新，又日新。"清人钱大昕有一部书叫《十驾斋养新录》，他以咏芭蕉的诗句解释"养新"之义说："芭蕉心尽展新枝，新卷新心暗已随，愿学新心养新德，长随新叶起新知。"原来新知是"养"出来的。

中华民族"和实生物，同则不继"的思想智慧，与当今国际社会提出的保护和促进文化多样性、保护人类的非物质文化遗产的需求相呼应。世界卫生组织 2000 年发布的《传统医学研究和评价方法指导总则》中，将"传统医学"定义为"在维护健康以及预防、诊断、改善或治疗身心疾病方面使用的各种以不同文化所特有的理论、信仰和经验为基础的知识、技能和实践的总和"，点明了文化是传统医学的根基。习近平总书记深刻指出："中医药学是中国古代科学的瑰宝，也是打开中华文明宝库的钥匙。"这套丛书的整理出版，也是为了打磨好中医药学这把钥匙，以期打开中华文明这个宝库。

希望这套书的再版，能够带您回归经典，重温中医智慧，获得启示，增添助力！

中国医药科技出版社

2019 年 6 月

总目录

伤寒明理论

金·成无己◎著

吕　凌◎校注

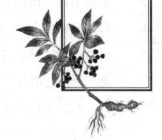

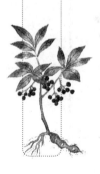

内
容
提
要

　　《伤寒明理论》《伤寒明理药方论》均为金代成无己所著，成书于1142年。《伤寒明理论》三卷，精辟地分析了《伤寒论》所涉50个主要症状的表现形式、发病机理、病位病性以及鉴别要点，是伤寒研究领域最早的一部"症状鉴别诊断"专书。《伤寒明理药方论》一卷，选取《伤寒论》常用方剂20首进行制方之法的分析，提出了"十剂""七方"等概念，对方剂学的研究影响深远。另外，成氏于书中多处引用《内经》《难经》《黄帝针经》等经典著作以阐发仲景之论，以经注论，以论证经，经论结合，说理透彻，使学者读其论而知其理，胸中了然而无惑，严器之谓其"真得长沙公之旨趣也"。

　　本次点校以清《四库全书》本为底本，以明代《古今医统正脉全书》本为主校本，以书中所涉书籍的通行本为他校本进行整理。

校注说明

　　成无己（约 1063—1156），宋代山东聊摄（今阳谷县）人，后聊摄并于金，故又称金人。出生于医学世家，博极医源，精于医理，善于临床，为伤寒八大家之一。成氏耗时 40 余年，首次对《伤寒论》进行了全面注解，八十高龄方得以成稿，深得后世医家赞誉。清代汪琥认为："成无己注解《伤寒论》，犹王太仆之注《内经》，所难者唯创始耳。"成氏代表著作有《注解伤寒论》十卷、《伤寒明理论》三卷以及《伤寒明理药方论》一卷。《伤寒明理论》对"发热"等 50 个伤寒病常见症状进行了定体、分形、析证，为临床的鉴别诊断提供了有益借鉴。《伤寒明理药方论》对 20 首主要伤寒方剂进行了方义阐释，将经典理论与临床心得结合起来，对后世研究《伤寒论》颇有启迪。

　　《伤寒明理论》与《伤寒明理药方论》成书后广为流传，版本众多，主要有宋刻本、明嘉靖四十四年乙丑（1565）泾川查氏书林刻本、明万历二十九年辛丑（1601）新安吴勉学校刻本、清乾隆二十二年丁丑（1757）竹友草堂主人抄本、清光绪六年庚辰（1880）扫叶山房刻本等，另外，《四库全书》《中国医学大成》也有收录。

　　本次整理以清代《四库全书》本为底本，以明代《古今医统正脉全书》本为主校本（简称"全书本"），以书中所涉书籍的通行本为他校本详加校勘。现将校注体例说明如下。

一、文字处理

底本竖排格式改为横排，底本表示文字位置的"右""左"一律改为"上""下"。底本每一卷下均有"金成无己撰"字样，今一并删去，不出校记。原文中的异体字、通假字、古今字、俗写字等，凡常见者一律迳改为通行的简化字，如"圆"改为"丸"，"内"改为"纳"，"差"改为"瘥"，"藏"改为"脏"，"府"改为"腑"等。

二、校注原则

凡底本文字不误，一律不改动原文。校本虽有异文但无碍文义者，不出校记。凡底本与校本不同者，如确系底本有误，则改正原文，出校记说明。对难以判定正误者，一律保留原文，出校记说明。

底本《伤寒明理论》与《伤寒明理药方论》为2部著作，为集中体现成无己的学术思想，本书按照主校本体例，将《伤寒明理药方论》作为卷四附于《伤寒明理论》之后。

校注者

2020年1月

序

余尝思历代明医，回骸起死，祛邪愈疾，非曰生而知之，必也祖述前圣之经，才高识妙，探微索隐，研究义理，得其旨趣，故无施而不可。且百病之急，无急于伤寒，或死或愈，止于六七日间，十日以上，故汉张长沙感往昔之沦丧，伤横夭之莫救，撰为《伤寒论》一十卷，三百九十七法，一百一十三方，为医门之规绳，治病之宗本。然自汉逮今，千有余年，唯王叔和得其旨趣，后人皆不得其门而入，是以其间少于注释，阙于讲义。自宋以来，名医间有著述者，如庞安常作《卒病论》，朱肱作《活人书》，韩祗和作《微旨》，王实作《证治》，虽皆互有阐明之义，然而未能尽张长沙之深意。聊摄成公，家世儒医，性识明敏，记问该博，撰述伤寒义，皆前人未经道者，指在定体分形析证，若同而异者明之，似是而非者辨之，释战栗有内外之诊，论烦躁有阴阳之别。谵语郑声，令虚实之灼知；四逆与厥，使浅深之类明。始于发热，终于劳复，凡五十篇，目之曰《明理论》，所谓真得长沙公之旨趣也。使习医之流，读其论而知其理，识其证而别其病，胸次了然而无惑，顾不博哉！余家医业五十载，究旨穷经，自幼迄老，凡古今医书，无不涉猎，观此书义理灿然，不能默默，因序其略。

岁在壬戌八月望日锦幪山严器之序

药方论序①

　　制方之体，宣、通、补、泻、轻、重、涩、滑、燥、湿十剂是也。制方之用，大、小、缓、急、奇、偶、复七方是也。是以制方之体，欲成七方之用者，必本于气味生成，而制方成焉。其寒、热、温、凉四气者生乎天，酸、苦、辛、咸、甘、淡六味者成乎地，生成而阴阳造化之机存焉。是以一物之内，气味兼有；一药之中，理性具矣。主对治疗，由是而出；斟酌其宜，参合为用。君臣佐使，各以相宜；宣摄变化，不可胜量。一千四百五十三病之方，悉自此而始矣。其所谓君臣佐使者，非特谓上药一百二十种为君，中药一百二十种为臣，下药一百二十五种为佐使，三品之君臣也。制方之妙的，与病相对，有毒无毒，所治为病主。主病之谓君，佐君之谓臣，应臣之谓使，择其相须相使，制其相畏相恶，去其相反相杀，君臣有序而方道备矣。方宜一君二臣三佐五使，又可一君三臣九佐使也。多君少臣，多臣少佐，则气力不全。君一臣二，制之小也；君一臣三佐五，制之中也；君一臣三佐九，制之大也。君一臣二，奇之制也；君二臣四，偶之制也；君二臣三，奇之制也；君二臣六，偶之制也。近者奇之，远者偶之。所谓远近者，身之远近也。在外者，

---

① 药方论序：底本原无，据全书本补。

身半以上，同天之阳，其气为近；在内者，身半以下，同地之阴，其气为远。心肺位膈上，其脏为近；肾肝位膈下，其脏为远。近而奇偶，制小其服；远而奇偶，制大其服。肾肝位远，数多则其气缓，不能速达于下，必剂大而数少，取其气迅急，可以走下也；心肺位近，数少则其气急，不能发散于上，必剂少而数多，取其气易散，可以补上也。所谓数者，肾一、肝三、脾五、心七、肺九，为五脏之常制，不得越者。补上治上制以缓，补下治下制以急。又急则气味厚，缓则气味薄。随其攸利而施之，远近得其宜矣。奇方之制，大而数少，以取迅走于下，所谓下药不以偶；偶方之制，少而数多，以取发散于上，所谓汗药不以奇。《经》曰：汗者不以奇，下者不以偶。处方之制，无逾是也。然自古诸方，历岁浸远，难可考评，惟张仲景方一部，最为众方之祖，是以仲景本伊尹之法，伊尹本神农之经，医帙之中，特为枢要。参今法古，不越毫末，实乃大圣之所作也。一百一十二方之内，择其医门常用者方二十首，因以方制之法明之，庶几少发古人之用心焉。

目 录

🪷 卷二

卷三

卷四 药方论

卷 一

发热第一

伤寒发热，何以明之？发热者，谓怫怫然发于皮肤之间，熇熇然散而成热者是也，与潮热、寒热若同而异，与烦躁相类而非烦躁者，在内者也。潮热之热，有时而热，不失其时；寒热之热，寒已而热，相继而发，至于发热则无时而发也。有谓翕翕发热者，有谓蒸蒸发热者，此则轻重不同，表里之区别尔。所谓翕翕发热者，谓若合羽所覆，明其热在外也，故与桂枝汤发汗以散之。所谓蒸蒸发热者，谓若熏蒸之蒸，明其热在内也，故与调胃承气汤攻下以涤之。其发热属表者，即风寒客于皮肤，阳气怫郁所致也。其发热属里者，即阳气下陷阴中所致也。观其热所从来，而汗下之证，明其辨焉。若热先自皮肤而发者，知邪气之在外也；若热先自里生而发达于表者，知邪气之在里也。举斯二者，为邪气在表在里而发热也。惟其在表在里俱有发热，故邪在半表半里者，亦有发热之证。何者？以表证未罢，邪气传里，里未作实，是为半表半里。其发热者，或始自皮肤而渐传里热，或始自内热而外连于表。盖邪气在表发热者，则表热里不热也。邪气在里发热者，则里热甚而达于表也。其在半表半里发热者，则表里俱发热，而但热又轻于纯在表者也。经虽云：发热恶寒者，发于阳也；无热恶寒者，发于阴也。然少阴病始得之，亦有反发热者，盖亦属其表也。特与麻黄细辛附子汤发汗者，是已发热为伤①寒之常也。一或阴阳俱虚，与其下利新汗后，又皆恶其发热也。经云：脉阴阳俱虚热不止者死，下利发热亦死。《内经》云：汗出辄复热，而脉躁疾不为汗衰，狂言不能食，此名阴阳交，交者死也。斯亦发热也，岂可与寻常发热一概而论耶？医者更当明辨之。

恶寒第二

伤寒恶寒，何以明之？恶寒者，风寒客于营卫之中也。惟其风寒客于营卫，则洒淅然恶寒也。惟其营卫之受风寒，则啬啬然不欲舒也。其恶寒者，非寒热之寒也，又非恶风也。且恶风者，见风至则恶矣，得以居密室之内，帏帐之中，则坦然自舒也。至于恶寒者，则不待风而寒，虽身大热而不欲去衣者是也。寒热之热，谓寒热更作，热至则寒无矣。其恶寒，虽发热而不欲去衣也，甚则至于向火被覆，而犹不能遏其寒也。所以然者，由阴气上入阳中，或阳微或风虚相抟之所致也。恶寒一切属表，虽里证悉具，而微恶寒者，亦是表未解也。犹当先解其外，俟不恶寒，为外解，乃可攻里也。经曰：发热而恶寒者，发于阳也；无热而恶寒者，发于阴也。谓如伤寒，或已发热，或未发热，必恶寒者，谓继之以发热，此则发于阳也。若恶寒而踡，脉沉细而紧者，此则发于阴也。在阳者可发汗，在阴者

---

① 伤：原作"阳"，据全书本改。

可温里。恶寒虽悉属表，而在表者亦有虚实之别。若汗出而恶寒者，则为表虚；无汗而恶寒者，则为表实。表虚可解肌，表实可发汗。又有止称背恶寒者，背者胸中之腑，诸阳受气于胸中，而转行于背。《内经》曰：人身之阴阳者，背为阳，腹为阴。阳气不足，阴寒气盛，则背为之恶寒。若风寒在表而恶寒者，则一身尽寒矣。但背恶寒者，阴寒气盛可知也。经所谓少阴病一二日，口中和而背恶寒者，当灸之，处以附子汤者是矣。又或乘阴气不足，阳气内陷入阴中，表阳新虚，有背微恶寒者，经所谓伤寒无大热，口燥渴，心烦，背微恶寒者，白虎加人参汤主之者是也。二者一为阴寒气盛，一为阳气内陷。又何以明之也？且阴寒气盛于内，为未①耗津液，故于少阴病，则曰口中和；阳气内陷入阴，故②烁津液为干，故于太阳病则口燥舌干而渴也。二者皆是背恶寒，要辨阴阳寒热不同者，亦于口中润燥可知。

恶风第三

伤寒恶风，何以明之？《黄帝针经》曰：卫气者，所以温分肉，充皮肤，肥腠理，司开阖者也。风邪中于卫也，则必恶风。何者？以风则伤卫，寒则伤营，为风邪所中，于分肉不温而热矣，皮毛不充而缓矣。腠理失其肥，则疏而不密；开阖失其司，则泄而不固，是以恶风也。是恶风恶寒二者，均为表证，其恶风则比之恶寒而轻也。恶寒者，啬啬然增寒也，虽不当风而自然寒也。恶风者，谓常居密室之中，帏帐之内，则舒缓而

---

① 阴寒……而未：此八字原脱，据全书本补。

② 和……故：此八字原脱，据全书本补。

无所畏也。一或用扇，一或当风，淅淅然而恶者，此为恶风者也。恶寒则有属于阳者，有属于阴者。及其恶风者悉属于阳，非若恶寒之有阴阳也。三阴之证，并无恶风者以此也。恶风虽悉在表，而发散又自不同。若无汗而恶风者，则为伤寒，当发其汗；若汗出而恶风者，则为中风，当解其肌。里证虽具而恶风未罢者，当①先解其外也。又有发汗多亡阳，与其风湿，皆有恶风之证。盖以发汗多漏不止，则亡阳外不固，是以恶风也，必以桂枝加附子汤温其经而固其卫。风湿相抟，骨节疼烦，湿胜自汗而皮腠不密，是以恶风也，必以甘草附子汤散其湿而实其卫。由是观之，恶风属乎卫者可知矣。

寒热第四

伤寒寒热，何以明之？寒热者，谓往来寒热也。经曰：邪正分争，往来寒热者，言邪气之入也，而正气不为之争，则但热而无寒也。乃有热而寒者，谓其正气与邪气分争，于是寒热作矣。争则气郁不发于外，而寒热争焉；争甚则愤然而热，故寒已而热作焉。兹乃寒热之理也。或谓寒热者，阴阳争胜也。阳胜则热，阴胜则寒，此阴阳之争也。何则？盖以寒为阴而热为阳，里为阴而表为阳。邪之客于表者，为寒邪与阳相争，则为寒矣；邪之入于里者，为热邪与阴相争，则为热矣。其邪半在表半在里，外与阳争而为寒，内与阴争而为热矣。表里之不拘，内外之不定，或出或入，由是而寒热且往且来也。是以往来寒热，属半表半里之证。邪居表多则多寒，邪居里多则多热，

---

① 当：原脱，据全书本补。

邪气半在表半在里，则寒热亦半矣。审其寒热多少，见其邪气浅深矣。小柴胡汤，专主往来寒热，而又立成诸加减法，亦为邪气在半表半里，未有定处，往来不常。又寒热如疟，与夫发热恶寒，皆似而非也。然寒热如疟者，作止有时者也。及往来寒热则作止无时，或往或来，日有至于三五发者，甚者十数发，与其疟状有以异也。至于发热恶寒者，为发热时，恶寒并不见，恶寒时热不见也。不若此热已而寒，寒已而热者。虽然，应往来寒热，属半表半里，当和解之；又有病至十余日而结热在里，复往来寒热者，亦可与大柴胡汤下之。不可不知也。

潮热第五

伤寒潮热，何以明之？若潮水之潮，其来不失其时也。一日一发，指时而发者，谓之潮热，若日三五发者，即是发热，非潮热也。潮热属阳明，必于日晡时发者，乃为潮热。阳明者胃，属土，应时则王于四季，应日则王于未申。经曰：阳明居中土也，万物所归，无所复传。盖邪气入胃，谓之入腑。腑之为言聚也，若府库之府焉。邪气入于胃而不复传，邪气郁而为实热，随王而潮，是以日晡所发潮热者，属阳明也。惟其属阳明，故潮热为可下之证。经曰：潮热者，实也。又曰：潮热者，此外欲解也，可攻其里焉。又曰：其热不潮，未可与承气汤。即此观之，潮热属于胃者，昭然可见焉。虽然，潮热为里实可下之证，一或脉浮而紧，与其潮热而利，或小便难大便溏者，皆热未全入腑，犹带表邪，当和解其外；外解已而小便利大便硬者，乃可攻之。或谓潮热有属太阳少阳者乎？少阳王于寅卯，太阳王于巳午。若热于此时发者，为邪未入胃，岂得谓之潮热？必待日晡所发者，乃谓之潮热，见其邪在胃也。遇疾值病，详而验之，始见得真也。

自汗第六

伤寒自汗，何以明之？自汗者，谓不因发散而自然汗出者是也。《内经》曰：阳气卫外而为固也。卫为阳，言卫护皮肤，肥实腠理，禁固津液，不得妄泄。汗者干之而出，邪气干于卫气，气不能卫固于外，则皮肤为之缓，腠理为之疏，由是而津液妄泄，濈濈然润，絷絷然出，谓之自汗也。如发热自汗出而不愈，此卫气不和，风邪干于卫也。太阳中暍，汗出恶寒，身热而渴者，暑邪干于卫也。多汗出而濡，此其风湿甚者，湿邪干于卫者也。是知卫气固护津液，不令妄泄，必为邪气干之而出也。风寒暑湿之毒，为四时之气，中人则为伤寒。风与暑湿为邪，皆令自汗。惟寒邪伤人，独不汗出。寒伤营而不伤卫，卫无邪气所干，则皮腠得以密，津液得以固，是以汗不出也。及其寒渐入里，传而为热，则亦使自汗出也。盖热则营卫通腠理开而汗泄矣。然自汗之证，又有表里之别焉，虚实之异焉。若汗出恶风及微恶寒者，皆表未解也，必待发散而后愈。至于漏不止而恶风，及发汗后恶寒者，又皆表之虚也，必待温经而后愈。诸如此皆邪气在表也。若汗出不恶寒者，此为表解而里未和也。经曰：阳明发热汗出，此为越热①。又曰：阳明病，发热汗多者，急下之。又非若邪气在表而汗出之可缓也。伤寒自汗之证为常也。设或汗出发润，与其出之如油，或大如贯珠，

---

① 越热：全书本作"热越"。

着身出而不流，皆为不治之证也。必手足俱周，遍身悉润，漐漐然一时间许，烦热已而身凉和，乃为佳矣。此则阴阳气和，水升火降，营卫通流，邪气出而解者也。《内经》曰：阳之汗，以天地之雨名之，此之谓也。

盗汗第七

伤寒盗汗，何以明之？盗汗者，谓睡而出汗者也。自汗则不以^①或睡与不睡，自然而出也。及盗汗者，不睡则不能出汗。方其睡也，凑凑然出焉，觉则止而不复出矣。杂病盗汗者，责其阳虚也。伤寒盗汗者，非若杂病之虚，是由邪气在半表半里使然也。何者？若邪气一切在表，干于卫则自然汗出也。此则邪气侵行于里，外连于表邪，及睡则卫气行于里，乘表中阳气不致，津液得泄，故但睡而汗出，觉则气散于表而汗止矣。经曰：微盗汗出，反恶寒者，表未解也。又阳明病当作里实，而脉浮者云必盗汗，是犹有表邪故也。又三阳合病，目合自汗，是知盗汗为邪气在半表半里之间明矣。且自汗有为之虚者，有为之实者。其于盗汗之证，非若自汗有实者，悉当和表而已，不可不知也。

头汗第八

伤寒头汗，何以明之？头者，诸阳之会也。邪抟诸阳，津液上凑，则汗见于头也。邪热内蓄，蒸发腠理，遍身汗出者，

---

① 以：原脱，据全书本补。

19

谓之热越。若身无汗则热不得越，热蒸于阳，故但头汗出也。何者？以三阴之经，皆上至颈胸中而还，不循于头，独诸阳脉上循于头尔。经曰：但头汗出，身无汗，齐颈而还，小便不利，渴饮水浆，此为瘀热在里，身必发黄，为热不得越而上达者也。又热入血室与其虚烦，或阳明被火及水结胸，皆但头汗出也，俱是热郁于内而不得越者也。此数者或吐或下，皆欲除其热也。或谓头汗之证，悉属阳明而为里热也，而有不属阳明属表者乎？且邪但在表者，则无头汗之证，必也寒湿相抟，与邪气半在表半在里者，乃有头汗。伤寒五六日，已发汗而复下之，胸胁满微结，小便不利，渴而不呕，但头汗出，往来寒热，心烦；及伤寒五六日，头汗出，微恶寒，手足冷，心下满，口不欲食，大便硬，脉细者，皆邪气半在表半在里，令头汗出也。湿家但头汗出，欲得被覆向火者，寒湿相抟，令头汗出也。兹数者，皆邪气所干，令头额自然汗出，又不谓之逆。其小便不利，则恶见头汗出也；湿家下后，亦恶见头汗出也。兹二者，乃为头汗之逆者也，何则？以小便不利而成关格，若头汗出，阳脱也。经云：关格不通，不得尿，头无汗者生，有汗者死。湿家下后，若额上汗出而微喘者，亦阳脱也。经云：湿家下之，额上汗出，小便不利者死，下利不止者亦死。《脉经》曰：阳气上出，汗见于头者，盖阳脱也。则知可治而治，知其不可治而不治，皆得十全之上者，在于明辨而审的也。

手足汗第九

伤寒手足汗出，何以明之？四肢者，诸阳之本，而胃主四肢，手足汗出者，阳明之证也。阳经邪热，传并阳明，则手足为之汗出。阳明为津液之主，病则自汗出。其有自汗出者，有但头汗出者，有手足汗出者，悉属阳明也。何以使之然也？若一身自汗出者，谓之热越，是热外达者也。但头汗出者，是热不得越而热气上达者也。及手足汗出者，为热聚于胃，是津液之旁达也。经曰：手足濈然汗出者，此大便必硬也。手足黎黎汗出，大便难而谵语者，下之则愈。由此观之，手足汗出，为热聚于胃可知矣。或谓热聚于胃而手足为之汗出，其寒聚于胃而有手足汗出者乎？经曰：阳明中寒者，不能食，小便不利，手足濈然汗出，此欲作痼瘕，即是中寒者也。且热聚于胃为可下之证，其寒聚于胃为不可下，又何以明之？要明于此二者，必曰大便初硬后溏，以胃中冷，水谷不别故也，是以不可下者也。若大便难，谵语者，为阳明证具，则是可下之证。临病之际，宜须两审。

无汗第十

伤寒无汗，何以明之？腠理者，津液凑泄之所为腠，文理缝会之中为理。津液为风暑湿气所干，外凑皮肤^①者，则为自汗出。若寒邪中经，腠理致密，津液内渗则无汗。无汗之由，又有数种。如伤寒在表，及邪行于里，或水饮内蓄，与亡阳久虚，皆令无汗。其伤寒无汗，则腠理致密也。风中于卫，则腠理开而自汗。寒中于营，则无汗，谓腠理闭也。经所谓太阳病恶风，无汗而喘；及脉浮紧，无汗发热；及不汗出而烦躁；阳明病反无汗而小便利；二三日呕而咳，手足厥，苦头痛鼻干不

---

① 肤：全书本作"腠"。

得汗；脉浮无汗而喘，与其刚痉无汗：是数者，皆寒邪在表而无汗者也。其邪气行于里，无汗者为邪气在表，熏发腠理则汗出；邪气内传，不外熏发者则无汗。经所谓阳明病无汗，小便不利，心中懊憹者，身必发黄；及伤寒发热，无汗，渴欲饮水，无表证者，白虎加人参汤主之；与夫三阴为病，不得有汗：是数者，皆邪行于里而无汗者也。其水饮内蓄而无汗者，为水饮散而为津液，津液布渗而为汗；既水饮内蓄而不行，则津液不足而无汗。经所谓服桂枝汤或下之，仍头项强痛，翕翕发热，无汗，心下满微痛，小便不利者，桂枝去桂加茯苓白术汤主之，是津液内渗而无汗者也。其阳虚无汗者，诸阳为津液之主，阳虚则津液虚少，故无汗。经所谓脉浮而迟，迟为无阳，不能作汗，其身必痒；阳明病反无汗，其身如虫行皮中之状，此以久虚故也。皆阳虚而无汗者也。如是者，理之常也，又焉得为异哉？一或当汗而不汗，服汤一剂，病证仍在，至于服三剂而不汗者，死病也。又热病脉躁盛而不得汗者，黄帝谓阳脉之极也，死。兹二者，以无汗为真病，讵可与其余无汗者同日而语也？

头痛第十一

伤寒头痛，何以明之？头痛谓邪气外在经络，上攻于头所致也。《难经》曰：三阳经受风寒，伏留而不去，则名厥头痛。言三阳之经上于头尔。然伤寒头痛者，太阳专主也。何者？以太阳之经，起于目内眦，上额交巅，上入络脑。经所谓：太阳受病者，头项痛，腰脊强。又曰：七日病衰，头痛少愈。虽然，阳明少阳亦有头痛，不若太阳之专主也。盖太阳为病属表，而头痛专为主，表证虽有风寒之不同，必待发散而后已。太阳病，头痛发热，身疼腰痛，骨节疼痛，恶风无汗而喘者，伤寒也，麻黄汤主之。太阳病，头痛发热，汗出恶风者，中风也，桂枝汤主之。虽有伤寒六七日，不大便，头痛有热者，而与调胃承气汤下之者。又云：若小便清者，知热不在里，仍在表也，当与桂枝汤。以头痛未去，虽不大便六七日，其小便清者，犹为在表，是知头痛属乎表者明矣。头痛，一切属三阳经也，而阴病亦有头痛乎？太阴少阴二经之脉，皆上至颈胸中而还，不上循头，则无头痛之证。惟厥阴之脉，循喉咙之后，上入颃颡，连目眦上出额，与督脉会于巅，病亦有头痛。经曰：干呕吐涎沫者，吴茱黄汤主之者是矣。夫头者，精明之府也，神明居之，小小邪气作为头痛者，必曰发散而可也。其或痛甚入连于脑而手足寒者，又为真病，岂能发散而已哉？呜呼！头痛为外疾，犹有不可治者，又矧脏腑之疾乎？

项强第十二

伤寒项强，何以明之？太阳脉起于目内眦，上额交巅，上入络脑，还出别下项，循肩臂内，侠脊抵腰中。经曰：太阳之病，项背强痛而恶寒。以太阳感受风寒，则经脉不利，而项为之急，颈为之强尔。伤寒颈项强急者，太阳表证也，必发散而解之可也。太阳病项背强几几，反汗出恶风者，桂枝加葛根汤主之。太阳病，项背强几几，无汗恶风者，葛根汤主之。是皆发散之剂也。二者均是项背强，而发散又有轻重者。盖发热汗出恶风者为表虚，表虚者可解肌；无汗恶风者为表实，表实者可发汗，是以为治不同也。桂枝加葛根汤方，是桂枝加麻黄、葛根；又葛根汤方，亦是桂枝汤中加麻黄、葛根。深详究之，无汗恶风为表实，正可发汗，则于桂枝汤中加葛根、麻黄为当矣。汗出恶风为表虚，表虚者可解肌，恐是桂枝汤中但加葛根而不加麻黄也。几，音殊。几，引颈之貌。几，短羽鸟也。短羽之鸟不能飞腾，动则先伸引其头尔。项背强者，动亦如之，非若几按之几而偃屈也。太阳伤寒项背强；其或太阳中风，加之寒湿而成痉者，亦项强也。经曰：病者身热足寒，颈项强急，恶寒，时头热面赤，目脉赤，独头面摇，卒口噤背反张者，痉病也。《金匮要略》曰：太阳病，其证项背强几几，然脉反沉迟者，此为痉，桂枝加瓜蒌汤主之。虽项背强，然太阳病表证，悉当发散，又有结胸病者，项亦强如柔痉状，下之则和，宜大陷胸丸主之。临病之际，审其表里，可汗可下，随证投汤，则万全矣。

头眩第十三

伤寒头眩，何以明之？眊^①非毛而见其毛，眩非玄而见其玄。眊为眼花，眩为眼黑。眩也，运也，冒也，三者形俱相近，有谓之眩运者，有谓之眩冒者。运为运转之运，世谓之头旋者是矣。冒为蒙冒之冒，世谓之昏迷者是矣。少阳之为病，口苦咽干目眩，以少阳居表里之间，表邪所传，渐行于里，表中阳虚，故时时目眩也。二阳并病，头项强痛，或眩运眩冒者，以少阳与太阳并病，故眩者责其虚也。伤寒有起则头眩与眩冒者，皆发汗吐下后所致，是知其阳虚也。故《针经》有曰：上虚则

---

① 眊（mào冒）：眼睛失神，看不清楚。刘禹锡《天论》作"老而耗眊"。

眩，下虚则厥。眩虽为虚，而风家亦有眩者，盖风主运动故尔。伤寒阳明病，但头眩不恶寒，故能食而咳，其人必咽痛，为阳明中风，是风亦主头眩也。诸如此者，皆非逆也。及其诸逆发汗剧者，言乱目眩者死，命将难全。呜呼！病势已成，可得半愈，及病势已深，虽神医其能已之耶？

胸胁满第十四

伤寒胸胁满，何以明之？胸胁满者，谓胸膈间气塞满闷也，非心下满者也。胁满者，谓胁肋下气胀填满也，非腹满者也。邪气自表传里，必先自胸膈已次经心胁而入胃，邪气入胃，为入腑也。是以胸满多带表证，胁满者当半表半里证也。经曰：下后脉促胸满者，桂枝去芍药汤主之。又曰：太阳与阳明合病，喘而胸满者，不可下，宜麻黄汤。是胸满属表而须发汗者也。盖胸中至表犹近也，及胁者则更不言发汗，但和解而已。经曰：设胸满胁痛者，与小柴胡汤。又曰：胸胁满不去者，小柴胡汤主之。本太阳病不解，传入少阳者，胁下硬满，干呕不能食，往来寒热，脉沉紧者，属小柴胡汤主之。是知胁满属半表半里明矣。大抵胸胁满，以邪气初入里，未停留，为实气郁积而不行，致生满也，和解斯可矣。若邪气留于胸中，聚而为实者，非涌吐则不可已。故华佗曰：四日在胸，吐之则愈。是邪气已收敛而不散漫者，则可吐之。《内经》曰：其高者因而越之。病在胸膈之上为高，越之为吐也。经曰：病在胸中当吐之。发汗，若下之而烦热胸中窒者，则以栀子豉汤吐之。若胸中痞硬，气上冲咽喉，不得息者，此为胸中有寒也，则以瓜蒂散吐之。二者均是吐剂。栀子豉汤，吐胸中虚烦客热也；瓜蒂散，吐胸中痰实宿寒也。若能审明药剂之轻重，辨别邪气之浅深，对证投汤，不为效者，未之有也。

心下满第十五

伤寒心下满，何以明之？心下满者，谓正当心下高起满硬者是矣。不经下后而满者，则有吐下之殊；若下后心下满者，又有结胸痞气之别。经曰：病人手足厥冷，脉乍紧，邪结在胸中，心中满而烦，饥不能食者，病在胸中，当须吐之。又曰：脉浮而大，心下反硬，有热属脏者攻之不令发汗，属腑者不令溲数。兹二者为不经汗下，而心下满者，或吐之，或下之，看其邪气之高下。高者则因而越之，下者则因而竭之，要在泄其邪也。至于阳明病虽心下硬满，又未可攻。经曰：阳明病心下硬满者，不可攻之。攻之利遂不止者死，利止者愈。是邪气自表传里，至于心下，留结为实者，则不可下，乃吐之可也。若未全为实者，则不可下，故有此戒也。又邪气在表，未应下而强下之，邪气乘虚结于心下，实者硬满而痛为结胸，虚者满而不痛为虚痞。经曰：呕而发热者，柴胡汤证具而以他药下之，柴胡证仍在者，复与柴胡汤。此虽已下之，不为逆，必蒸蒸而振，却复发热汗出而解。若心下满而硬痛者，此为结胸；但满而不痛者，此为虚痞。盖实邪留结，则为硬为痛；虚邪留滞，则但满而不硬痛也。结胸热实，脉沉而紧，心下痛，按之石硬者，大陷胸汤主之，明其邪实可知矣。脉浮而紧，而反下之，紧反入里则作痞，按之自濡，但气痞耳，明其邪虚可知矣。病发于阳而反下之，热入因作结胸；病发于阴而反下之，因作痞。表邪未罢，医反下之，胃中空虚，客气动膈，阳气内陷，心中因硬，则为结胸，须陷胸汤丸攻之可也。伤寒中风，医反下之，心下痞硬而满，医见心下痞，为病不尽而复下之，其痞益甚，此非结热，但以胃中空虚，客气上逆，故使硬也，须诸泻心汤散可也。二者俱是心下满硬，一为虚，一为实。凡投汤者，大须详审。结胸虽为实邪，众皆共知，当用陷胸汤丸下之。或脉浮大者则不可下，下之则死。即是犹带表邪，未全结实，下之重虚其里，邪深结则死。设或结胸形证悉具而加烦躁者，又为不治之疾。药之所以能胜邪者，必待胃气施布药力，始能温汗吐下之，以逐其邪气。邪气胜，胃气绝者，汤药纵下，胃气不能施布，虽神丹其能为效也？

腹满第十六

伤寒腹满，何以明之？腹满者，俗谓之肚胀是也。华佗曰：伤寒一日在皮，二日在肤，三日在肌，四日在胸，五日在腹，六日入胃。入胃，谓入腑也，是在腹也，犹未全入里者。虽腹满为里证，故亦有浅深之别。经曰：表已解而内不消，非大满犹生寒热，则病不除，是其未全入腑。若大满大实，坚有燥屎，自可除下之，虽四五日不能为祸，谓之邪气已入腑也。伤寒邪入腹，是里证已深，故腹满，乃可下之者多矣。如经曰：其热不潮，未可与承气汤。若腹大满不通者，可与小承气汤。发汗不解，腹满痛者，急下之。本太阳病，医反下之，因而腹满时痛者，属太阴也，桂枝加芍药汤主之。大实痛者，桂枝加大黄汤主之。少阴病腹胀不大便者，急下之。诸如此者，皆为里证是也。虽曰腹中满痛者，此为实也，当下去之。然腹满不减者，则为实也；若腹满时减者，又为虚也，则不可下。经曰：腹满不减，减不足言，当下之。《金匮要略》曰：腹满时减复如故，此虚寒从下上也，当以温药和之。盖虚气留滞，亦为之胀，但比之实者，不至坚痛也。大抵腹满属太阴证也。阳热为邪者，则腹满而咽干；阴寒为邪者，则腹满而吐，食不下，自利益甚，时腹自痛。太阴者，脾土也，治中央，故专主腹满之候。又发汗吐下之后，因而成腹满者，皆邪气乘虚内客为之，而所主又各不同。经曰：发汗后腹胀满者，厚朴生姜甘草半夏人参汤主之。伤寒吐后腹胀满者，调胃承气汤主之。伤寒下后，心烦腹胀满，卧起不安者，栀子厚朴汤主之。三者有当温者，有当下者，有当吐者，何邪气不一也。且发汗后腹满，当温之，邪气在表，因发散则邪去。胃为津液之主，发汗亡阳，则胃气虚而不能敷布诸气，壅滞而为胀满，是当温散可也。吐后腹满，可下之，邪气在胸者，则可吐之，吐之邪去则安。若吐后邪气不去，加之腹胀满者，是胸中之邪，下传入胃，壅而为实，故生胀满，当须下之可也。下后腹满可吐者，邪气在表，未传入腑而妄下之，邪自表乘虚而入，郁于胸中而为虚烦，气上下不得通利者，腹为之满，故当吐之可也。凡为医者，要识邪气所起所在。审其所起，知邪气之由来；观其所在，知邪气之虚实。发汗吐下之不瘥，温补针艾之适当，则十全之功自可得也。

少腹满第十七

伤寒少腹满者，何以明之？少腹满者，脐下满是也。少腹者，下焦所治。《难经》曰：下焦者当膀胱上口，主分别清浊，其治在脐下。邪气自上而下，至于下焦，结而不利，故少腹满也。胸中满，心下满，皆气尔，即无物也。及腹满者，又有燥屎为之者。至于少腹满者，非止气也，必有物聚于此而为之满尔。所以然者，身半以上，同天之阳，清阳归之；身半已下，同地之阴，浊阴归之。清者在上，而浊者在下。《内经》谓清阳出上窍，浊阴出下窍。当出不出，积而为满，是在上而满者气也，在下而满者物也。所谓物者，溺与血尔。邪气聚于下焦，则津液不得通，血气不得行，或溺或血，留滞于下，是生胀满而硬痛也。若从心下至少腹皆硬满而痛者，是邪实也，须大陷胸汤下之。若但少腹硬满而痛，小便利者则是蓄血之证，小便不利者则是溺涩之证。经曰：少腹满，应小便不利，今反利者，为有血也。又曰：少腹硬，小便不利者，为无血也。小便自利，其人如狂者，血证谛也。其小便利而少腹满者，为太阳随经瘀血在里，太阳自入腑者也。经曰：太阳病不解，热结膀胱，其人如狂，血自下者愈。其外未解者，尚未可攻，当先解外。外解已，但少腹急结者，乃可攻之，桃仁承气汤主之。是少腹硬满，为物聚于下可知矣。渗之利之，参酌随宜，可为上工。

烦热第十八

伤寒烦热，何以明之？烦者，热也，与发热若同而异也。发热者，怫怫然发于肌表，有时而已者是也。烦者为烦而热，无时而歇者是也。二者均是表热，而烦热为热所烦，非若发热而时发时止也，故谓之烦热。经曰：病人烦热，汗出则解。又曰：发汗已解，半日许复烦，脉浮数者，再与桂枝汤。又曰：服桂枝汤，反烦不解者，先刺风池、风府，却与桂枝汤则愈。即此观之，烦为表热明矣。故又有烦疼，即是热疼；又有烦渴，即是热渴也。以烦为热，又何疑焉？至于胸中烦、心中烦、内烦、虚烦，皆以烦为热。设伤寒至六七日，手足三部脉皆至大烦，而口噤不能言，其人躁扰者；与脉和大烦，目重睑内际黄者，又皆为欲解。所以言大烦者，以肌表大热，则是邪热欲去，泄达于外也，故为欲解。《内经》曰：谨熟阴阳，以意调之。

卷 二

虚烦第十九

伤寒虚烦，何以明之？虚烦者，心中郁郁而烦也。有胸中烦，有心中烦，有虚烦，诸如此者，皆热也。若只云烦者表热也，及其邪热传里，故有胸中烦、心中烦、虚烦之别。三者要在观其热所从来，审其虚实，而治为不同也。如不经发汗、吐下而烦者，则是传经之热，不作膈实者，但多和解而已。故经曰：心烦喜呕，或胸中烦而不呕者，小柴胡汤主之。少阴病二三日，心中烦不得卧者，黄连阿胶汤主之。少阴病胸满心烦者，猪肤汤主之。是皆和解而彻热者也。若因吐下、发汗后而烦者，则是内陷之烦，但多涌吐而已。发汗、吐下后虚烦不得眠，若剧者，必反复颠倒，心中懊憹者，栀子豉汤主之。若少气者，栀子甘草豉汤主之。若呕者，栀子生姜豉汤主之。心烦腹满，卧起不安者，栀子厚朴汤主之。丸药大下后，身热不去微烦者，栀子干姜汤主之。是皆取其吐而涌其热者也。虚烦之状，心中温温然欲吐，愦愦然无奈，欲呕不呕，扰扰乱乱，是名烦也。非吐则不能已。经曰：下利后更烦，按之心下濡者，为虚烦也，宜栀子豉汤。脉乍结，心中满而烦，饥不能食者，病在胸中，瓜蒂散。二者证均是烦也，药均是吐也，而又轻重之不同。吐下发汗后，邪气乘虚而入为烦者，则谓之虚烦，与栀子豉汤，则是吐剂之轻者。不因吐下发汗后，邪气结于胸中，则为膈实，与瓜蒂散，则是吐剂之重者。又阳明病不吐不下心烦者，则是烦之实者也，与调胃承气汤下之。伤寒二三日，心中悸而烦者，则是烦之虚者也，与小建中汤补之。烦为热也，悸而烦复为虚者，以悸为虚，悸甚而烦，故为虚也。少阳之邪入腑者，烦而悸，则为热也。大抵先烦而悸者，是为热也；先悸而烦者，是为虚也。《内经》曰：治病必先求其本。诚哉是言也！

烦躁第二十

伤寒烦躁，何以明之？烦为扰扰而烦，躁为愤躁之躁。合而言之，烦躁为热也；析而分之，烦也躁也，有阴阳之别焉。烦阳也，躁阴也。烦为热之轻者，躁为热之甚者。经有烦疼、烦满、烦渴、虚烦，皆以烦为热也。有不烦而躁者，为怫怫然便作躁闷，此为阴盛隔阳也。虽大躁欲于泥水中卧，但饮水不得入口者是矣。所谓烦躁者，谓先烦渐至躁也。所谓躁烦者，谓先发躁而迤逦复烦者也。烦躁之由，又为不同。有邪气在表而烦躁者，有邪气在里而烦躁者，有因火劫而烦躁者，有阳虚而烦躁者，有阴盛而烦躁者，皆不同也。经曰：当汗不汗，其人烦。太阳中风，脉浮而紧，不汗出而烦躁，大青龙汤主之者，是邪气在表而烦躁者也。病人不大便五六日，绕脐痛，烦躁，发作有时，此有燥屎也，是邪气在里而烦躁者也。太阳病以火熏之，不得汗，其人必躁。太阳病二日，反躁，火熨其背，令人大汗出，大热入胃躁烦者，火劫令烦躁者也。阳微发汗，躁不得眠，与之下后复发汗，昼日烦躁不得眠，夜而安静，不呕不渴，无表证，脉沉微，身无大热者，干姜附子汤主之者，及发汗若下之，病仍不去，烦躁者，茯苓四逆汤主之者，阳虚烦躁者也。少阴病，吐利，手足冷，烦躁欲死者，吴茱黄汤主之者，阴盛而烦躁者也。诸如此者，证之常也，非逆也。设或结胸证悉具，烦躁者，死。发热下利，厥逆，躁不得卧者，死。少阴病，吐利，躁烦四逆者，死。少阴病，四逆恶寒而身踡，脉不至，不烦而躁者，死。少阴病五六日，自利复烦躁，不得卧寐者，死。是数者，又皆为不治之证。呜呼！烦躁为常有之疾，复有诸不治之证，临病者之侧，又当熟审焉。

懊憹第二十一

伤寒懊憹，何以明之？懊者懊恼之懊，憹者郁闷之貌。即心中懊懊恼恼，烦烦憹憹，郁郁然不舒畅，愦愦然无奈，比之烦闷而甚者，懊憹也。由下后表中阳邪乘虚内陷，郁而不发，结伏于胸心之间，故如是也。经曰：表未解，医反下之，胃中空虚，客气动膈，心中懊憹。又曰：下之益烦，心中懊憹如饥。即是阳气内陷为诸懊憹也。其治之法，或吐之，或下之。若发汗吐下后，虚烦不得眠，剧者必反复颠倒，心中懊憹；与阳明病下之，其外有热，手足温而不结胸，心中懊憹，饥不能食，但头汗出，二者为邪热郁于胸中，当须栀子豉汤吐之，以涌其结热也。阳明病下之，心中懊憹而烦，胃中有燥屎者；与阳明病无汗，小便不利，心中懊憹者，必发黄，二者为邪热结于胃中，当须大承气汤、茵陈汤攻之，以涤其内热也。识诸此者，吐下之不瘥，汤剂之适当，则无不愈者。一或当汗反吐，疗热以温，则变证百出，斑出黄生者多矣。其为医者，请精究之。

舌上苔第二十二

伤寒舌上苔，何以明之？舌者心之官，法应南方火，本红而泽。伤寒三四日已后，舌上有膜白滑如苔，甚者或燥或涩，或黄或黑，是数者热气浅深之谓也。邪气在表者，舌上即无苔；及邪气传里，津液结抟，则舌上生苔也。寒邪初传，未全成热，或在半表，或在半里，或邪气客于胸中者，皆舌上苔白而滑也。经曰：舌上如苔者，以丹田有热，胸上有寒，邪初传入里者也。阳明病胁下硬满，不大便而呕，舌上白苔者，可与小柴胡汤，是邪气在半表半里者也。阳明病若下之，则胃中空虚，客气动膈，心中懊恼，舌上苔者，栀子豉汤主之，是邪客于胸中者也。脏结宜若可下，舌上苔滑者，则云不可攻也，是邪未全成热，犹带表寒故也。及其邪传为热，则舌之苔不滑而涩也。经曰：伤寒七八日不解，热结在里，表里俱热，时时恶风大渴，舌上干燥，而烦欲饮水数升者，白虎加人参汤主之，是热耗津液，而滑者已干也。若热聚于胃，则舌为之黄，是热已深也。《金匮要略》曰：舌黄未下者，下之黄自去。若舌上色黑者，又为热之极也。《黄帝针经》曰：热病口干舌黑者，死。以心为君主之官，开窍于舌，黑为肾色见于心部，心者火，肾者水，邪热已极，鬼贼相刑，故知必死。观其口舌，亦可见其逆顺矣。

衄血第二十三

伤寒衄者，何以明之？鼻中血出者是也。杂病衄者，责热在里；伤寒衄者，责热在表。何以言之？《病源》曰：心主血，肝藏血，肺主气，开窍于鼻，血得热则散，随气上从鼻中出则为衄，是杂病者，责在里热也。经曰：伤寒脉浮紧，不发汗因致衄者，宜麻黄汤。伤寒不大便六七日，头痛有热者，与小承气汤。其小便清者，知不在里仍在表也，当须发汗。若头痛者必衄，宜桂枝汤。以此观之，是伤寒衄者，责其表热也。《千金翼》曰：吐血有三种：一曰肺疽，二曰伤胃，三曰内衄。既吐血家谓之内衄，则其鼻中出血者，可谓之外衄，是经络之血妄行也。经络热盛，阳气壅重，迫血妄行，出于鼻则为衄。经曰：其人发烦目瞑，剧者必衄，衄乃解。所以然者，阳气重故也。又曰：阳盛则欲衄，阴虚则小便难。言衄为经中阳盛也。凡伤寒脉浮，鼻中燥，口燥，但欲漱水不欲咽者，是欲衄也。经曰：阳明病，口干鼻燥能食者，则衄。又有不应发汗而强发汗因致衄者。经曰：少阴病但厥无汗，而强发之，必动其血，未知从何道出，或从口鼻，或从目出，是名下厥上竭，为难治是也。衄家虽为邪热在经，而又不可发汗。经曰：衄家不可发汗，发汗则额上陷，脉急紧，直视不能眴，不得眠。前云桂枝汤、麻黄汤治衄者，非治衄也，即是发散经中邪气耳。若邪气不得发散，壅盛于经，逼迫于血，则因致衄也。即非桂枝、麻黄汤专治衄也。太阳病脉浮紧，发热身无汗自衄者愈，是经中之邪，随而散则解矣。故知衄者不待桂枝汤、麻黄汤发散之也。衄者若但头汗出，身无汗及汗出不至足者死。黄帝又皆以为不治之疾。临病之际，审而治之，则不失矣。

哕第二十四

伤寒哕者，何以明之？哕者，俗谓之咳逆者是也。噎近于哕，噎者，但胸喉间气噎塞[①]不得下通，然而无声也。若哕则吃吃然有声者是也。哕者成金也，胃受邪故哕。哕也，噎也，皆胃之疾，但轻重有差尔。虚寒相抟，反饮冷水，令汗大出，水得寒气，冷必相抟，其人即噎，言胃气虚竭也。伤寒大吐大下之后，极虚复发汗出者，其人外气怫郁，复与之水，以发其汗，因得哕，所以然者，胃中寒冷故也。又胃中虚冷不能食者，饮水则哕。即是观之，哕、噎皆胃疾可知矣。经曰：趺阳脉浮则为气噎，脉滑则为哕。此为医咎，责虚取实之过也。大抵妄下之后，胃虚气逆则成哕也。湿家若下之太早则哕，本虚攻其热则哕；而阳明病不能食，攻其热则[②]哕。诸如此者，皆下之后胃虚而哕者也。然噎者正为水寒相抟，必曰小青龙汤去麻黄加附子而可矣。至于哕者，则又热气壅郁，气不得通而成者也。轻者有和解之证，重者有攻下之候。经曰：有潮热时时哕，与小柴胡汤者，即是和解之证也。哕而腹满，视其前后，知何部不利，利之则愈，即可攻下之候也。伤寒至于哕，则病已极也，非若渴烦等轻缓之候。如太阳中风，以火劫发汗，阴阳俱虚竭，身体枯燥，但头汗出，剂颈而还，腹满而[③]喘，口干咽烂，或不大便，久则谵语，甚者至哕，是言其极也。又不尿腹满加哕

---

① 塞：原作"寒"，据全书本改。

② 则：全书本作"必"。

③ 而：全书本作"微"。

者，不治，是为真病。其若是者，虽有神医之术，当斯脱绝之候，又何以措其手足哉！

咳第二十五

伤寒咳者，何以明之？咳者，声咳之咳，俗谓之嗽者是也。肺主气，形寒饮冷则伤之，使气上而不下，逆而不收，冲击膈咽，令喉中淫淫如痒，习习如梗，是令咳也。甚者续续不已，连连不止，坐卧不安，语言不竟，动引百骸，声闻四近矣。咳之由来，有肺寒而咳者，有停饮而咳者，有邪气在半表半里而咳者。虽同曰咳，而治各不同也。《内经》曰：肺之令人咳，何也？皮毛者，肺之合也。皮毛先受寒气，寒气以从其合也。其寒饮食入胃，从肺脉上至于肺，肺寒则外内合邪，因而客之，则为咳嗽者，是肺寒而咳也。伤寒表不解，心下有水气，干呕发热而咳，小青龙汤主之。少阴病腹痛，小便不利，四肢沉重，疼痛自下利者，此为有水气，其人或咳者，真武汤加五味子、细辛、干姜主之。二者是停饮而咳者也。虽皆为水饮所作，而小青龙汤所主，为水饮与表寒相合而咳者；真武汤所主，为水饮与里寒相合而咳者，又不可不知也。伤寒中风，往来寒热，胸胁苦满，默默不欲饮食，心烦喜呕或咳者，小柴胡汤去人参、大枣、生姜加干姜、五味子主之。少阴病四逆，其人或咳者，四逆散加干姜、五味子主之。二者是邪气自表传里而咳者。虽皆为邪气传里，而小柴胡汤所主，为阳邪传里，动肺而咳者，四逆散所主，为阴邪传里，动肺而咳者，又不可不识也。表寒也，里寒也，协水饮则必动肺，以形寒寒饮则伤肺故也。阳邪也，阴邪也，自表传里，则必动肺，以脏真高于肺故也。咳为肺疾，治之必发散而可矣。而又有不可发汗者。经曰：咳而小便利者，不可发汗，发汗则四肢厥逆冷。又曰：咳而发汗，蹼而苦满，腹中复坚，兹虽逆也。又脉散者为心火刑于肺金，鬼贼相刑必死。临病之侧，可不察之？

喘第二十六

伤寒喘者，何以明之？肺主气，形寒饮冷则伤肺，故其气逆而上行，冲冲而气急，喝喝而息数，张口抬肩，摇身滚肚，是为喘也。伤寒喘者，有邪气在表，气不利而喘者；有水气之气射肺而喘者，各不同也。喘家，作桂枝加厚朴杏仁汤。太阳病，头痛发热，身疼腰痛，骨节疼痛，恶风无汗而喘者，发汗后，饮水多必喘，以水灌之亦喘。伤寒心下有水气，干呕发热而咳或喘者，小青龙汤去麻黄加杏仁主之，是欲发散水寒也。经曰：喘而汗出者，与葛根黄芩黄连汤以利之。汗出而喘者，与麻黄杏子甘草石膏汤以发之。二者如何而然也？且邪气内攻，气逆不利而喘者，因喘而汗出，见其邪气在里也，虽表未解，未可和之。若邪气外盛壅遏，使气不利而喘者，虽汗而喘不已，见其邪气在表也，虽经汗下亦可发之。此亦古人之奥义。伤寒止于邪气在表而喘者，心腹必濡而不坚。设或腹满而喘，则又为可下之证。经曰：短气腹满而喘，有潮热者，此外欲解，可攻里也。为因胀满而喘矣。又或邪气内盛，正气欲脱，气壅上逆，亦主喘也。经曰：直视谵语，喘满者死。又汗出发润，喘不休者，此为肺绝；身汗如油，喘而不休，此为命绝。皆为不治之喘也。省疾问病，更宜消息。

呕吐第二十七

伤寒呕吐，何以明之？呕者有声者也，俗谓之哕；吐者吐出其物也，故有干呕而无干吐。是以于呕则曰食谷欲呕，及吐则曰饮食入口即吐，则呕吐之有轻重可知矣。伤寒呕有责于热者，有责于寒者，至于吐家则悉言虚冷也。经曰：太阴之为病，腹满而吐，食不下，自利益甚，时腹自痛。又曰：胃中虚冷，故吐也。呕家则不然。呕有热者，有寒者，有停饮者，有胃脘有脓者，皆当明辨之。呕而发热者，柴胡汤证具，与其呕不止，心下急郁郁微烦，大柴胡汤主之者，是邪热为呕者也。膈上有寒饮干呕者，不可吐也，当温之；与其干呕吐涎沫头痛者，吴茱萸汤主之，是寒邪为呕者也。先呕后渴者，此为欲解；先渴后呕者，为水停心下，此属饮家，是停饮呕者。呕家有痈脓，不须治，脓尽自愈，是胃脘有脓而呕也。诸如此者，虽有殊别，大抵伤寒表邪欲传里，里气上逆则为呕也。是以半表半里证，多云呕也。伤寒三日，三阳为尽，三阴当受邪，其人反能食而不呕，此为三阴不受邪，是知邪气传里者，必致呕也。至于干姜附子汤证，云不呕不渴，为里无热；十枣汤证，云干呕短气，汗出不恶寒者，此表解里未和也。即此观之，其呕为里热明矣。呕家之为病，气逆者必散之，痰饮者必下之。《千金》曰：呕家多服生姜，此是呕家圣药。是要散其逆气也。《金匮要略》曰：呕家用半夏以去其水，水去呕则止。是要下其痰饮也。呕多虽有阳明证不可攻者，谓其气逆而未收敛为实也。其呕而脉弱，小便复利，身有微热见厥者，已为难治，盖谓其虚寒之甚也。医者必审其邪气之虚实，疾症之逆顺，为施药丸，治则当矣。

悸第二十八

伤寒悸者，何以明之？悸者，心忪是也。筑筑惕惕然动，怔怔忪忪不能自安者是矣。心悸之由，不越二种：一者气虚也，二者停饮也。伤寒二三日，心中悸而烦者，小建中汤主之。少阴病四逆，其人或悸者，四逆散加桂五分，是气虚而悸者也。饮水多必心下悸，是停饮而悸者也。其气虚者，由阳气内弱，心下空虚，正气内动而为悸也。其停饮者，由水停心下。心为火而恶水，水既内停，心不自安则为悸也。又有汗下之后，正气内虚，邪气交击而令悸者，与气虚而悸者，则又甚焉。太阳病发汗过多，其人又手自冒心，心下悸。太阳病若下之，身重心下悸者，不可发汗。少阳病不可吐下，吐下则悸而惊。少阳病不可发汗，发汗则谵语，此属胃，胃和则愈，胃不和则烦而悸。是数者，皆汗后协邪者，与其气虚而悸者，有以异也。或镇固，或化散之，皆须定其气浮也。又饮水过多，水饮不为宣布，留心下，甚者则悸。《金匮要略》曰：食少饮多，水停心下，甚者则悸。饮之为悸，甚于他邪，虽有余邪，必先治悸。何者？以水停心下，若水气散则无所不之，浸于肺则为喘为咳，传于胃则为哕为噎，溢于皮肤则为肿，渍于肠间则为利下，不可缓之也。经曰：厥而心下悸，宜先治水，与茯苓甘草汤，后治其厥。不尔，水①渍于胃，必作利也。厥为邪之深者，犹先治水，况其邪气浅者乎？医者可不深究之。

---

① 水：原脱，据全书本补。

渴第二十九

伤寒渴者，何以明之？渴者，里有热也。伤寒之邪，自表传至里，则必有名证，随其邪浅深而见焉。虽曰一日在皮，二日在肤，三日在肌，四日在胸，五日在腹，六日入胃，其传经者，又有证形焉。太阳主气而先受邪，当一二日发头项痛而腰脊强者是矣。太阳传阳明，则二三日发，身热目疼，鼻干不得卧也。阳明传少阳，则三四日发胸胁痛而耳聋。此三阳皆受病，为邪在表而犹未作热，故不言渴。至四五日少阳传太阴经，邪气渐入里，寒邪渐成热，当是时也，津液耗少，故腹满而嗌干。至五六日，太阴传少阴，是里热又渐深也。当此之时，则津液为热所抟，渐耗而干，故口燥舌干而渴。及至六七日，则少阴之邪，传于厥阴，厥阴之为病消渴，为里热已极矣。所谓消渴者，饮水多而小便少者是矣，谓其热能消水也。所以伤寒病至六七日而渴欲饮水，为欲愈之病，以其传经尽故也。是以厥阴病云渴欲饮水，少少与之愈者是也。邪气初传入里，热气散漫，未收敛成热，熏蒸焦膈，抟耗津液，遂成渴也。病人虽渴，欲得饮水，又不可多与之。若饮水过多，热少不能消，故复为停饮诸疾。经曰：凡得时气病，至五六日而渴欲饮水，饮不能多，勿多与也。何者？以腹中热尚少，不能消之，便更与人作病也。若大渴欲饮水，犹当依证与之。与之常令不足，勿极意也。言能饮一斗，与五升。又曰：渴欲饮水，少少与之，但以法救之。渴者，宜五苓散。至于大渴欲饮水数升者，白虎加人参汤主之。皆欲润其燥而生津液也。凡得病反能饮水，此为欲愈之病，其不晓病者，但闻病饮水自瘥。小渴者，乃强与饮之，因成大祸，不可复救。然则悸动也，支结也，喘咳噎哕，干呕肿满，下利，小便不利，数者皆是饮水过伤，而诊病之工，当须识此，勿令误也。

振第三十

伤寒振者，何以明之？振者，森然若寒，耸然振动者，是也。伤寒振者，皆责其虚寒也。至于欲汗之时，其人必虚，必蒸蒸而振，却发热汗出而解。振，近战也，而轻者为振矣。战为正与邪争，争则为鼓栗而战；振但虚而不至争，故至耸动而振也。下后复发汗振寒者，谓其表里俱虚也。亡血家发汗则寒栗而振者，谓其血气俱虚也。诸如此者，止于振耸尔。其振振欲擗地者，有身为振振摇者，二者皆发汗过多，亡阳经虚，不能自主持，故身为振摇也。又非若振栗之比。经曰：若吐若下后，心下逆满，气上冲胸，起则头眩，发汗则动经，身为振振摇者，茯苓桂枝白术甘草汤主之。太阳病发汗不解，其人仍发热，心下悸，头眩身𣇌动，振振欲擗地者，真武汤主之。二汤者，皆温经益阳，滋血助气之剂，经虚阳弱得之，未有不获全济之功者。

战栗第三十一

伤寒战栗，何以明之？战栗者，形相类而实非一也。合而言之，战栗非二也；析而分之，有内外之别焉。战者，身为之战摇者是也；栗者，心战是也。战之与栗内外之诊也。昧者通以为战栗也，通为战栗而^①不知有逆顺之殊。经曰：胃无谷气，脾涩不通，口急不能言，战而栗者。即此观之，战之与栗岂不异哉？战之与振，振轻而战重也。战之与栗，战外而栗内也。战栗者，皆阴阳之争也。伤寒欲解，将汗之时，正气内实，邪不能与之争，则便汗出而不发战也。邪气欲出，其人本虚，邪与正争，微者为振，甚者则战，战退正胜而解矣。经曰：病有战而汗出，因得解者，何也？其人本虚，是以发战者是也。邪气外与正气争则为战，战其愈者也。邪气内与正气争则为栗，栗为甚者也。经曰：阴中于邪，必内栗也。表气微虚，里气不守，故使邪中于阴也。方其里气不守，而为邪中于正气，正气怯弱，故成栗也。战者正气胜，栗者邪气胜也。伤寒六七日欲解之时，当战而汗出，其有但心栗而鼓颔，身不战者，已而遂成寒逆，似此证多不得解。何者？以阴气内盛，正气太虚，不能胜邪，反为邪所胜也。非大热剂与其灼艾^②，又焉得而御之？

四逆第三十二

伤寒四逆，何以明之？四逆者，四肢逆而不温者是也。积凉成寒，积温成热，非一朝一夕之故，其所由来者渐矣。伤寒始者，邪在皮肤，当太阳阳明受邪之时，则一身手足尽热；当少阴太阴受邪之时，则手足自温，是表邪渐缓而欲传里也。经曰：伤寒四五日，手足温而渴者，小柴胡汤主之。是太阳之邪，传之少阳也。伤寒脉浮，手足自温者，是为系在太阴，是少阳邪传于太阴也。是知邪气在半表半里，则手足不热而自温也。

---

① 而：全书本后有"已"字。
② 艾：原作"支"，据全书本改。

至于邪传少阴，为里证已深，虽未至厥，而手足又加之不温，是四逆也。若至厥阴则手足厥冷矣。经曰：少阴病四逆，其人或咳或悸，或小便不利，或腹中痛，或泄利下重者，四逆散主之。方用柴胡、枳实、芍药、甘草四者，皆是寒冷之物，而专主四逆之疾，是知四逆非虚寒之证也。又有四逆诸汤，亦治四逆手足寒，方用干姜、附子热药者，厥有旨哉！若手足自热而至温，从四逆而至厥者，传经之邪也，四逆散主之。若始得之，手足便厥而不温者，是阴经受邪，阳气不足，可用四逆汤温之。大须识此，勿令误也。四逆与厥，相近而非也。经曰：诸四逆厥者不可下，是四逆与厥有异也。吐利烦躁见四逆者，死，是恶见其四逆也。诊视之间，熟详究之。

厥第三十三

伤寒厥者，何以明之？厥者冷也，甚于四逆也。经曰：厥者，阴阳气不相顺接，便为厥。厥者，手足逆冷是也。谓阳气内陷，热气逆伏，而手足为之冷也。经曰：伤寒一二日至四五日厥者，必发热。前热者后必厥。厥深者热亦深，厥微者热亦微。是知内陷者手足为厥矣。少阴病但厥无汗，而强发之，必动其血，未知从何道出，或从口鼻，或从目出，是名下厥上竭，亦是言发动其热也。先热而后厥者，热伏于内也；先厥而后热者，阴退而阳气得复也。若始得之便厥者，则是阳气不足而阴气胜也。大抵厥逆为阴所主，寒者多矣，而又有进退之别。经曰：病厥五日，热亦五日，设六日当复厥，不厥者自愈。发热四日，厥反三日，复热四日，厥少热多，其病自愈。厥四日，热反三日，复厥五日，其病为进。寒多热少，阳气退，故为进也。病至厥阴，传经尽也。当是之时，阳气胜阴，厥少热多，其病则愈。若或阴气反胜，阳不得复，厥多热少，其病则逆。厥为阴气至也，热为阳气[①]复也。至于下利，则曰先厥后发热，而利必自止，见厥复利。厥者复为热，为阳气得复，而利必自止。热者便为厥，是阴气还胜也，故复下利矣。诸阳受气于胸中，邪气客于胸中，郁郁留结，则阳气不得敷布，而手足为之厥。经曰：手足厥冷，脉乍紧，邪结在胸中，心中满而烦，饥不能食，病在胸中，当吐之者是矣。厥为阴之盛也，若更加之恶寒而踡者，阴气之极也，则难可制。经曰：少阴病恶寒，身踡而利，手足厥冷者，不治。是厥冷之逆者，神丹其能生乎？

郑声第三十四

伤寒郑声，为邪音也。孔子曰：恶郑声之乱雅乐也。又曰：放郑声，远佞人。郑声淫，佞人殆。是谓郑声为不正之音也。伤寒郑声者，则其声如郑卫之音转不正也。经曰：虚则郑声。今汗后或病久人声转者是也。以此为虚，从可知矣。又郑声者，重语也，正为声转也。若声重而转，其本音者亦是矣。昧者殊不知此，妄以重为重叠之语，与谵语混而莫辨。遂止以身热脉数，烦渴便难而多言者为谵语；以身凉脉小，自利不渴而多言者为郑声。如此则有失仲景之本意。兼郑声淫则语以正之，则郑声不为重叠，正为不正也。况仲景之书三百九十余证，曲尽伤寒形候，未有脱落而不言者。若是郑声为多言，则于三阴门中，亦须条见。所以郑声别无证治者，是不与谵语为类也。虽

---

① 气：原作"寒"，据全书本改。

曰虚矣，止为正气虚而不全，故使转声而不正也。明者鉴此，幸详究之！

谵语第三十五

伤寒谵语，何以明之？谵者，谓呢喃而语也。又作谵，谓妄有所见而言也。此皆真气昏乱，神识不清之所致。夫心藏神而主火，病则热气归焉。伤寒胃中热盛，上乘于心，心为热冒，则神昏乱而语言多出识昏，不知所以然，遂言无次而成谵妄之语。轻者睡中呢喃，重者不睡亦语言差缪。有谵语者，有独语者，有狂语者，有语言不休者，有言乱者，此数者，见其热之轻重也。谵语与独语，虽间有妄错之语，若与人言有次，是热未至于极者也。经曰：独语如见鬼状，若剧者，发则不识人。是病独语未为剧也。狂语者，热甚者也。由神昏而无所见觉，甚则至于喊叫而言语者也。言语不休者，又其甚也。至于乱言者，谓妄言骂詈，善恶不避亲疏，为神明已乱也。经曰：诸逆发汗，微者难瘥，剧者言乱，是难可复制也。谵语之由，又自不同，皆当明辨之。有被火劫谵语者，有汗出谵语者，有下利谵语者，有下血谵语者，有燥屎在胃谵语者，有三阳合病谵语者，有过经谵语者，有亡阳谵语者。经曰：大热入胃中，水竭躁烦，必发谵语。又腹满微喘，口干咽烂，或不大便，久则谵语。是因被火劫谵语也。汗出谵语，此为风也，须下之，过经乃可下之；下之若早，语言必乱，以表虚里[1]实故也，是汗出谵语者也。下利谵语者，有燥屎也，小承气汤主之，是下利谵

---

[1] 里：原作"衣"，据全书本改。

语者也。下血谵语者，此为热入血室，当刺期门，随其实而泻之，是下血谵语者也。谵语有潮热反不能食者，胃中必有燥屎五六枚也，是谓燥屎在胃谵语者也。腹满身重，难以转侧，口不仁而面垢，谵语遗尿，是三阳合病谵语者也。过经谵语者热也，当以汤下之，是过经谵语者也。发汗多亡阳谵语者，不可下，与柴胡桂枝汤，和其营卫，是以有通津液后自愈，是亡阳谵语也。诸如此者，脉短则死，脉自和则愈。又身微热脉浮大者生；逆冷脉沉细，不过一日死。实则谵语，气收敛在内而实者，本病也。或气上逆而喘满，或气下夺而自利者，皆为逆也。经曰：直视谵语喘满者死，下利者亦死。谓其正气脱绝也。能知虚实之诊，能识逆从之要，治病疗病，则不失矣。

短气第三十六

伤寒短气，何以明之？短气者，气短而不能相续者是矣。似喘而非喘，若有气上冲，而实非气上冲也。喘者，张口抬肩，摇身滚肚，谓之喘也。气上冲者，腹里气时时上冲也。所谓短气者，呼吸虽数而不能相续，似喘而不摇肩，似呻吟而无痛者，短气也。经所谓：短气者众，实为难辨之证，愚医莫识之，为治有误者多矣。要识其短气之真者，气急而短促，谓之气短者是也。短气有责为虚者，有责为实者，要当明辨之。经曰：趺阳脉微而紧，紧则为寒，微则为虚，微紧相抟则为短气。此为短气之虚者也。短气腹满而喘，有潮热，此外欲解，可攻里也。此为短气之实者也。又有属表，又有属里者，要当审视之。经曰：短气但坐，以汗出不彻故也，更发汗则愈；与其风湿相抟，汗出短气，小便不利，恶风不欲去衣，甘草附子汤主之者，是邪在表而短气者也。干呕短气，汗出不恶寒者，此表解里未和也，十枣汤主之；与其太阳病医反下之，短气躁烦，心中懊憹，阳气内陷，心下因硬则为结胸，大陷胸汤主之，是邪气在里而短气者也。虚也，实也，在表也，在里也，皆作短气，又何以辨其虚实也？大凡心腹胀满而短气者，邪在里而为实也。腹濡满而短气者，邪在表而为虚也。大抵短气为实《金匮要略》曰：短气不足以息者，实也。又水停心下，亦令短气。《金匮要略》曰：食少饮多，水停心下微者短气。即此观之，短气之由亦众矣。必审其形候，使的而不惑，必审其邪气，在表里之不瘥，随证攻之，了无不愈者矣。

卷 三

摇头第三十七

伤寒摇头，何以明之？头者，诸阳之会也。诸阳之脉皆上于头，诸阴脉皆至颈胸中而还。阳脉不治，则头为之摇。伤寒摇头有三，皆所主不同也。有曰摇头言者，里痛也。以里有痛者，语言则剧，欲言则头为之战摇也。有曰独摇头、卒口噤、背反张者，痉病也。以风盛于上，风主动摇故也。里痛非邪也，痛使之然；痉病非逆也，风使之然。至于阳反独留，形体如烟熏，直视摇头者，又谓之心绝。盖心藏神而为阴之本，阳根于阴，阴根于阳，阴阳相根，则营卫上下相随矣，绝则神去而阴竭，阳无根者，则不能自主持，故头为之摇矣。王冰曰：滋苗者宜固其根，伐下者必枯其上。内绝其根，外作摇头，又何疑焉？心绝者，真病也；风痉里痛者，邪气也。观其头摇，又当明其臧否焉。

瘈疭第三十八

伤寒瘈疭，何以明之？瘈者，筋脉急也；疭者，筋脉缓也。

急者则引而缩，缓者则纵而伸。或缩或伸，动而不止者，名曰瘛疭，俗谓之搐者是也。《黄帝内经》曰：病筋脉相引而急，名曰瘛疭。瘛谓若契合之契也。行则缓，卧则紧，从则纵。疭疾之纵者，谓若放纵之纵也。以急为瘛，以缓为疭，理至明矣。瘛疭者，风疾也，而癫痫则瘛疭焉。伤寒瘛疭者，邪热气极也。热盛则风搏并经络，风主动，故四肢瘛疭而不宁也。故风温被火者，曰发微黄色，剧者如惊痫，时瘛疭，言其热气之剧盛也。伤寒病至于发瘛疭者，疾势已过矣，多难可制。《内经》曰：太阳终者，戴眼反折，瘛疭，绝汗乃出，大如贯珠，着身不流，是见其瘛疭为已过之疾也。又有四肢𥆧习，为四肢动而不止，似瘛疭而无力，不得伸缩者也，此为肝绝。瘛疭之证，虽难已，若能以祛风涤热之剂，折其大热，则瘛疭亦有生者。若妄加灼火，或饮以发表之药，则死不旋踵。经曰：一逆尚引日，再逆促命期。

不仁第三十九

伤寒不仁，何以明之？仁，柔也。不仁，谓不柔和也，痒不知也，痛不知也，寒不知也，热不知也，任其屈伸灸刺不知所以然者，是谓不仁也。由邪气壅盛，正气为邪气闭伏，郁而不发，营卫血气虚少，不能通行，致斯然也。《内经》曰：营气虚则不仁。《针经》曰：卫气不行则为不仁。经曰：营卫不能相将，三焦无所仰，身体痹不仁，即是言之。知营卫血气虚少不能通行为不仁者，明矣。经曰：诸乘寒者则为厥，郁冒不仁。言此厥者，是正气为寒气所乘为厥气也，非四肢逆冷之厥也，何者？盖以郁冒为昏冒，不仁为不知痛痒，得不为尸厥之厥耶? 经曰: 少阴脉不至, 肾气微, 少精血, 奔气促迫, 上入胸膈, 宗气反聚, 血结心下, 阳气退下, 热归阴股, 与阴相动, 令身不仁, 此为尸厥。其乘寒之厥, 郁冒不仁, 即此尸厥可知矣。昔越人入虢, 诊太子为尸厥, 以郁冒不仁为可治, 刺之而得痊济者, 实神医之诊也。呜呼! 设或脉浮而洪, 身汗如油, 喘而不休, 水浆不下, 形体不仁, 此又为命绝, 虽越人其能起之欤!

直视第四十

伤寒直视, 何以明之? 直视者, 视物而目睛不转动者是也。若目睛转者, 非直视也。水之精为志, 火之精为神。目者心之使也, 神所寓焉, 肝之外候也, 精神营焉。《针经》曰: 五脏六腑之气, 皆上注于目而为之精, 精之窠为眼, 骨之精为瞳子, 筋之精为黑睛, 血之精为络, 气之精为白睛, 肌肉之精为约束, 裹撷筋骨血气之精, 与脉并为系, 上属于脑, 五脏血气调和, 精气充营, 则目和而明矣。伤寒目直视者, 邪气壅盛, 冒其正气, 使神智不慧, 藏精之气, 不上荣于目, 则目为之直视。伤寒至于直视, 为邪气已极, 证候已逆, 多难治。经曰: 衄家不可发汗, 汗出则额上陷, 脉急紧, 直视不能眴, 不得眠。以肝受血而能视, 亡血家肝气已虚, 目气已弱, 又发汗亡阳, 则阴阳俱虚所致也。此虽错逆, 其未甚也。逮乎狂言反目直视又为肾绝, 直视摇头又为心绝, 皆脏气脱绝也。直视谵语喘满者死, 下利者亦死。又剧者发则不识人, 循衣摸床, 惕而不安, 微喘直视, 脉弦者生, 涩者死。皆邪气盛而正气脱也。其或有目中不了了, 睛不和, 无表里证, 大便难, 身微热者, 是非直视也,此为内实也，可用大承气汤、大柴胡汤下之。直视为不治之疾，目中不了了为可治之候，二者形证相近，其为工者，宜熟视之。

郁冒第四十一

伤寒郁冒，何以明之？郁为郁结而气不舒也，冒为昏冒而神不清也，世谓之昏迷者是也。郁冒之来，皆虚极而乘寒则有之矣。经曰：诸乘寒者，则为厥，郁冒不仁。又曰：太阳病先下之而不愈，因复发汗，以此表里俱虚，其人因致冒。冒家汗出自愈。所以然者，汗出表和故也。是知因虚乘寒，乃生郁冒。《金匮要略》曰新产妇人有三病：一者病痉，二者病郁冒，三者大便难。亡血，复汗，寒多，故令郁冒。又曰：产妇郁冒，其脉微弱，呕不能食，大便坚，所以然者，血虚而厥，厥而必冒，冒家欲解，必大汗出。即此观之，郁冒为虚寒可知矣。又或少阴病下利止而头眩，时时自冒者，又为死证。盖谓其虚极而脱也。观其郁冒，幸无忽焉。

动气第四十二

伤寒动气，何以明之？动气者，为筑筑然动于腹中者是矣。脏气不治，随脏所主，发泄于脐之四旁，动跳筑筑然，谓之动气。《难经》曰：肝内证脐左有动气，按之牢若痛；心内证脐上有动气，按之牢若痛；肺内证脐右有动气，按之牢若痛；肾内证脐下有动气，按之牢若痛。是脏气不治，腹中气候发动也，动气应藏，是皆真气虚，虽有表里攻发之证，即不可汗下。经曰：动气在左不可发汗，汗则头眩，汗不止，筋惕肉瞤，是发汗而动肝气者也。动气在左不可下，下之则腹内拘急，食不下，动气更剧，虽有身热，卧则欲踡，是下之而动肝气者也。动气在上不可发汗，汗则气上冲，正在心端，是发汗而动心气者也。动气在上不可下，下之则掌握热烦，身上浮冷，热汗自泄，欲得水自灌，是下之而动心气者也。动气在右，不可发汗，汗则衄而渴，心苦烦，饮即吐水，是发汗而动肺气者也。动气在右，不可下，下之则津液内竭，咽燥鼻干，头眩心悸，是下之而动肺气者也。动气在下，不可发汗，汗则无汗，心中大烦，骨节苦痛，目运恶寒，食则反吐，谷不得下，是发汗而动肾气者也。动气在下，不可下，下之则腹胀满，卒起头眩，食则下清谷，心下痞，是下之而动肾气者也。且脾内证当脐有动气，经特曰脐之四旁动气，不可汗下。独不言脾候当脐有动气者，以脾者中州，为胃以行津液，发汗吐下，犹先动脾，况脾家发动气者，讵可动之也？所以特不言之也。伤寒所以看外证为当者，盖不在脉之可见，必待问之可得者。发汗吐下，务要审谛，举此动气，类可知矣。

自利第四十三

伤寒自利，何以明之？自利者，有不经攻下自然溏泄者，谓之自利也。伤寒自利多种，须知冷热虚实消息，投汤无致失瘥。杂病自利多责为寒，伤寒下利多由协热，其与杂病有以异也。表邪传里，里虚协热则利，不应下而便攻之，内虚协热遂利，是皆协热也。又合病家皆作自利。太阳与阳明合病，必自下利，葛根汤主之。太阳与少阳合病，必自下利，黄芩汤主之。阳明与少阳合病，必自下利，大承气汤主之。三者皆合病下利，一者发表，一者攻里，一者和解。所以不同者，盖六经以太阳阳明为表，少阳太阴为在半表半里，少阴厥阴为在里。太阳阳明合病，为在表者也，虽曰下利，必发散经中邪气而后已，故以葛根汤以汗之。太阳与少阳合病，为在半表半里者也，虽曰下利，必和解表里之邪而后已，故与黄芩汤以散之。阳明少阳[①]合病，为少阳邪气入腑者也，虽曰下利，必逐去胃中之实而后已，故与承气汤以下之。是三者所以有异也。下利家何以明其寒热耶？且自利不渴属太阴，以其脏寒故也。下利欲饮水者，以有热也。故大便溏小便自可者，此为有热；自利小便色白者，少阴病形悉具，此为有寒。恶寒脉微，自利清谷，此为有寒；发热后重，泄色黄赤，此为有热。皆可理其寒热也。凡腹中痛，转气下趣少腹者，此欲自利也。自利家，身凉脉小为顺，身热脉大为逆。少阴病，脉紧下利，脉暴微手足反温，脉紧反去者，此为欲解。下利脉大者为未止，脉微弱数者为欲自止，虽发热不死。是知下利脉大为逆，而脉小为顺也。自利宜若可温，理中、白通、诸四逆辈，皆温脏止利之剂。又有肠胃有积结，与下焦客邪，皆温剂不能止之，必也或攻泄之，或分利之而后已。经曰：理中者，理中焦，此利在下焦，宜赤石脂禹余粮汤。复不止，当利其小便，是泄在下焦，渗泄而聚利者也。少阴病自利清水，色纯青，心下必痛，口干燥，与下利三部皆平，按之心下硬，或脉沉而滑，或不欲食而谵语，或瘥后至年月日复发，此数者皆肠胃有积结而须攻泄者也。《内经》有曰：大热内结，注泄不止，热宜寒疗，结伏须除，以寒下之，结散利止，大寒凝内，久利泄溏，愈而复发，绵历岁年，以热

---

① 阳：原作"阴"，据全书本改。

下之，寒去利止，谓之通因通用。下利虽有表证，又不可发汗，以下利为邪气内攻，走津液而胃虚也。故经曰：下利不可攻其表，汗出必胀满者是矣。大抵下利脱气至急，五夺之中，此为甚者。其或邪盛正虚，邪拥正气下脱，多下利而死。何以言之？经曰：下利日十余行，脉反实者，死。发热下利至甚，厥不止者，死。直视谵语，下利者，死。下利手足厥冷无脉者，灸之不温，脉不还者，死。少阴病自利，复烦躁不得卧寐者，死。此数者，皆邪拥正气下脱而死者也。《金匮要略》曰：六腑气绝于外者，手足寒；五脏气绝于内者，利下不禁。呜呼！疾成而后药，虽神医不可为已。气既脱矣，孰能治之？

筋惕肉瞤第四十四

伤寒筋惕肉瞤，何以明之？伤寒头痛身疼，恶寒发热者，必然之证也。其于筋惕肉瞤，非常有之者，必待发汗过多，亡阳则有之矣。《内经》曰：阳气者，精则养神，柔则养筋，发汗过多，津液枯少，阳气大虚，筋肉失所养，故惕然而跳，瞤瞤然而动也。太阳病脉微弱，汗出恶风者，不可服大青龙汤，服之则厥逆，筋惕肉瞤，此为逆也。太阳病发汗，汗出不解，其人仍发热头眩，身瞤动，振振欲擗地者，真武汤主之。动气在左不可发汗，发汗则头眩，汗不止，筋惕肉瞤。即是观之，筋惕肉瞤由发汗多亡阳，阳虚可见矣。兹虽逆也，止于发汗亡阳而表虚，治以温经益阳则可矣。或因吐下发汗，表里俱虚而有此状者，又非若但发汗后所可同也。经曰：伤寒吐下后，发汗虚烦，脉甚微，八九日心下痞硬，胁下痛，气上冲咽喉，眩冒，筋脉动惕者，久而成痿。此为逆之甚者也。太阳病发汗复下之后，表里俱虚，复加烧针，因胸烦面色青黄，肤瞤者难治。兹为逆之甚者也。发汗吐下，庸可忽诸！

热入血室第四十五

伤寒热入血室，何以明之？室者屋室也，谓可以停止之处。人身之血室者，营血停止之所，经脉留会之处，即冲脉是也。冲脉者，奇经八脉之一脉也，起于肾下，出于气冲，并足阳明经挟脐上行，至胸中而散，为十二经脉之海。王冰曰：冲为血海，言诸经之血，朝会于此。男子则运行生精，女子则上为乳汁，下为月水。《内经》曰任脉通，冲脉盛，月事以时下者是也。王冰曰：阴静海满而去血，谓冲脉盛为海满也。即是观之，冲是血室可知矣。伤寒之邪，妇人则随经而入，男子由阳明而传。以冲之脉与少阴之络起于肾，女子感邪，太阳随经，便得而入冲之经，并足阳明；男子阳明内热，方得而入也。冲之得热，血必妄行，在男子则下血谵语，在妇人则月水适来。阳明病下血谵语，此为热入血室者，斯盖言男子，不止谓妇人而言也。妇人伤寒经水适来，与经水适断者，皆以经气所虚，宫室不闭，邪得乘虚而入。《针经》有言曰：邪气不得其虚，不能独伤人者是矣。妇人热入血室，有须治而愈者，有不须治而愈者，又各不同也。妇人中风，发热恶寒，经水适来，得之七八日，热除而脉迟，身凉和，胸胁下满如结胸状，谵语者，此为热入血室，当刺期门，随其实而泻之；与其妇人中风七八日，续得寒热，发作有时，经水适断者，此为热入血室，其血必结，故使如疟状，发作有时，小柴胡汤主之。二者是须治而愈者也。妇人伤寒发热，经水适来，昼则明了，暮则谵语如见鬼状者，此为热入血室，无犯胃气及上二焦，必自愈，是不须治而愈者也。谵语为病邪之甚者，何不须治而愈耶？且胸胁满如结胸，谵语，是邪气留结于胸胁而不去者，必刺期门，随其实而泻之。寒热如疟，发作有时者，是血结而不行也，须小柴胡汤散之。二者既有留邪，必须治之可也。若发热经水适来，昼日明了，暮则谵语，此则经水既来，以里无留邪，但不妄犯，热随血散必自愈。经曰：血自下，下者愈，故无犯胃气及上二焦必自愈。所谓妄犯者，谓恐以谵语为阳明内实攻之，犯其胃气也。此无胸胁之邪，恐刺期门，犯其中焦也。此无血结，恐与小柴胡汤，犯其上焦也。小柴胡汤解散则动卫气，卫出上焦，动卫气是犯上焦也。刺期门则动营气，营出中焦，动营气是犯中焦也。《脉经》有曰：无犯胃气及上二焦，岂谓药不谓针耶？此其是欤！

发黄第四十六

伤寒发黄，何以明之？经曰：湿热相交，民当病瘅。瘅者黄也，单阳而无阴者也。伤寒至于发黄，为疾之甚也。湿也，热也，甚者则发黄。内热已盛，复被火者，亦发黄也。邪风被火热，两阳相熏灼，其身必发黄。阳明病被火，额上微汗出，小便不利者必发黄。是由内有热而被火致发黄者也。阳明病无汗，小便不利，心中懊恼者，必发黄。是由阳明热盛致发黄者也。伤寒发汗已，身目为黄，所以然者，寒湿在里不解故也，以为不可下也，于寒湿中求之，是由寒湿致发黄者也。湿亦令黄也，热亦令黄也，其能辨之乎？二者非止根本来有异，而色泽亦自不同。湿家之黄也，身黄如似熏黄，虽黄而色暗不明也。至于热盛之黄也，必身黄如橘子色，甚者勃勃出染着衣，正黄如蘗，是其正黄色也。由是观之，湿之与热，岂不异哉？大抵黄家属太阴，太阴者脾之经也。脾者，土。黄，土色也。脾经为湿热蒸之，则色见于外必发身黄。经曰：伤寒脉浮缓，手足自温者，是为系在太阴，太阴当发身黄者是矣。热虽内盛，若已自汗出小便利者，则不能发黄，必也头汗出，身无汗，剂颈而还，小便不利，渴饮水浆，此为瘀热在里，身必发黄。黄家为热盛，而治法亦自有殊。伤寒八九日，身如橘子色，小便不利，小腹满者，茵陈蒿汤主之，此欲泄涤其热也。伤寒身黄发热者，栀子柏皮汤主之，此欲解散其热也。伤寒瘀热在里，身必发黄，麻黄连翘赤小豆汤主之，此欲解散其热也。此数者，泄涤解散，乃为之不同，亦皆析火彻热之剂也。一或身黄脉沉结，少腹硬，而小便自利，其人如狂者，又为蓄血在下焦使之黄也，必须抵当汤下之而愈。黄家既是病之已极，是以有不治之者多矣。非止寸口近掌无脉，鼻气出冷，为不治之疾。又若形体如烟熏，直视摇头者，是为心绝；环口黧黑，柔汗发黄，是为脾绝。皆不治之诊，医者更详视之。

发狂第四十七

伤寒发狂，何以明之？狂者，猖狂也，谓其不宁也。《难经》曰：狂之始发也，少卧不饥，而自高贤也，自辨智也，自贵倨也，妄笑好歌乐也，妄行走不休也。狂家所起，皆阳盛致然。《内经》曰：阴不胜其阳，脉留薄疾并乃狂也。又曰：邪入于阳则狂，邪入于阴则瘖。《难经》曰：重阳者狂，重阴者癫。《脉经》曰：阴附阳则狂，阳附阴则癫。《病源》曰：阳邪并于阳则狂，阴邪并于阴则癫。即诸经之狂为阳盛也明矣。又阳明之病，恶人与火，闻木音则惕然而惊，心欲动，独闭户牖而处，甚则欲上高而歌，弃衣而走，踰垣上屋，其所上之处，皆非素能者，是谓阳邪并于阳明也。伤寒热毒在胃，并于心脏，使神不宁而志不定，遂发狂也。伤寒至于发狂，邪热至极也，非大吐下则不能已。又有热在下焦，其人如狂者，经曰：热入膀胱，其人如狂。谓之如狂，则未至于狂，但卧起不安尔。其或狂言，目反直视，又为肾之绝。汗出辄复热，狂言不能食，又为失志死。若此则殆非药石之所及，是为真病焉。

霍乱第四十八

伤寒霍乱，何以明之？上吐而下利，挥霍而撩乱是也。邪在上焦者，但吐而不利；邪在下焦者，但利而不吐。若邪在中焦，胃气不治，为邪所伤，使阴阳乖隔，遂上吐而下利。若止呕吐而利，经止谓之吐利。必也上吐下利，躁扰烦乱，乃谓之霍乱。其与但称吐利者，有以异也。伤寒吐利者，邪气所伤；霍乱吐利者，饮食所伤也。其有兼伤寒之邪，内外不和者，加之头痛发热而吐利也。经曰：病发热头痛，身疼恶寒吐利者，此属何病？答曰：此名霍乱，自吐下，又利止，复更发热也，是霍乱兼伤寒者也。霍乱头痛发热，热多欲饮水者，五苓散主之；寒多不用水者，理中丸主之。以其中焦失治，阴阳乖隔，必有偏之者，偏阳则多热，偏阴则多寒。许仁则[①]曰：病有干霍乱，有湿霍乱。干霍乱死者多，湿霍乱死者少。盖吐利则所伤之物得以出泄，虽霍乱甚，则止于胃中，水谷泄尽则止矣，

---

① 许仁则：唐代医家，著有《子母秘录》十卷，已佚。

所以死者少。及其干霍乱而死多者，以其上不得吐，下不得利，则所伤之物不得出泄，壅闭正气，关隔阴阳，烦扰闷乱，躁无所安，喘胀干霍乱而死。呜呼！食饮有节，起居有常者，岂得致霍乱耶？饮食自倍，肠胃乃伤，丧身之由，实自致尔。

蓄血第四十九

伤寒蓄血，何以明之？蓄血者，血在下焦，结聚而不行，蓄积而不散者是也。血菀于上而吐血者，谓之薄厥；留于下而瘀者谓之蓄血。此由太阳随经瘀热在里，血为热所抟结而不行，蓄于下焦之所致。经曰：太阳病六七日，表证仍在，脉微而沉，反不结胸，其人发狂者，以热在下焦，少腹当硬满，小便自利者，下血乃愈，抵当汤主之者是也。大抵看伤寒，必先观两目，次看口舌，然后自心下至少腹，以手摄按之，觉有满硬者，则当审而治之。如少腹觉有硬满，便当问其小便。若小便不利者，则是津液留结，可利小便；若小便自利者，则是蓄血之证，可下瘀血。经曰：伤寒有热，少腹满，应小便不利，今反利者为有血也。又曰：太阳病，身黄，脉沉结，少腹硬，小便不利者，为无血也；小便自利，其人如狂者，血证谛也。皆须抵当丸下之愈。阳明证其人喜忘，屎虽硬，大便反易，其色必黑，亦是蓄血之证，蓄血于下，所以如狂者。经所谓热结膀胱，其人如狂者是也。血瘀于下，所以喜忘者，《内经》曰：血并于下，乱而喜忘者是也。二者若有其一，则为蓄血证明矣。蓄血之证，又有轻重焉。如狂也，喜忘也，皆蓄血之甚者，须抵当汤丸以下之。如外已解，但少腹急结者，则为蓄血之轻也，须桃仁承气汤以利之。医之妙者何也？在乎识形证，明脉息，晓虚实，知传变。其于形证之明者，众人所共识，又何以见其妙？必也形证之参差，众人所未识独先识之，乃所以为妙。且如病人无表里证，发热七八日，虽脉浮数者，可下之。假令已下，脉数不解，合热则消谷善饥，至六七日不大便者，此有瘀血，抵当汤主之。当不大便六七日之际，又无喜忘如狂之证，亦无少腹硬满之候，当是之时，与承气汤下者多矣。独能处以抵当汤下之者，是为医之妙者也。若是者何以知其有蓄血也。且脉浮而数，浮则伤气，数则伤血；热客于气则脉浮，热客于血则脉数。因下之后，浮数俱去则已。若下之后数去，其脉但浮者，则营血间热去而卫气间热在矣。为邪气独留心中则饥，邪热不杀谷，潮热发渴也。及下之后，浮脉去而数不解者，则卫气间热去，而营血间热在矣。热气合并，迫血下行，胃虚协热，消谷善饥，血至下焦。若下不止，则血得以去，泄必便脓血也。若不大便六七日，则血不得出泄，必蓄在下焦为瘀血，是须抵当汤下之。此实疾证之奇异，医法之玄微，能审诸此者，真妙医也。

劳复第五十

伤寒劳复，何以明之？劳为劳动之劳，复为再发也。是伤寒瘥后，因劳动再发者是也。伤寒新瘥后，血气未平，余热未尽，劳动其热，热气还经络，遂复发也。此有二种：一者因劳动外伤，二者因饮食内伤。其劳动外伤者，非止强力摇体持重远行之劳，至于梳头洗面则动气，忧悲思虑则劳神，皆能复也，况其过用者乎？其饮食内伤者，为多食则遗，食肉则复者也。《内经》曰：热病已愈而时有遗者，何也？以热甚而强食之，病已衰而热有所藏，因其谷气留薄，两阳相合，故有所遗。经曰：病已瘥尚微烦，设不了了者，以新虚不胜谷气，故令微烦，损谷则愈。夫伤寒邪气之传，自表至里，有次第焉。发汗吐下，自轻至重，有等差焉。又其劳复则不然。见其邪气之复来也，必迎夺之，不待其传也。经曰：大病瘥后劳复者，枳实栀子豉汤主之，若有宿食加大黄。且枳实栀子豉汤则吐之，岂待虚烦懊侬之证？加大黄则下之，岂待腹满谵语之候？经曰：伤寒瘥后更发热者，小柴胡汤主之。脉浮以汗解之，脉沉实者以下解之，亦是便要折其邪也。盖伤寒之邪，自外入也；劳复之邪，自内发也。发汗吐下，随宜施用焉。呜呼！劳复也，食复也，诸劳皆可，及御内则死矣。若男女相易，则为阴阳易。其不易自病者，谓之女劳复，以其内损真气，外动邪热，真虚邪盛则不可治矣。昔督邮顾子献，不以华敷之诊为信，临死致有出舌数寸之状。由此观之，岂不与后人为鉴诫哉？

卷四　药方论

桂枝汤方

经曰：桂枝本为解肌。若其人脉浮紧，发热汗不出者，不可与也。常须识此，勿令误也。盖桂枝汤，本专主太阳中风，其于腠理致密，营卫邪实，津液禁固，寒邪所胜者，则桂枝汤不能发散，必也皮肤疏凑，又自汗，风邪干于卫气者，乃可投之也。仲景以解肌为轻，以发汗为重，是以发汗吐下后，身疼不休者，必与桂枝汤而不与麻黄汤者，以麻黄汤专于发汗，其发汗吐下后，津液内耗，虽有表邪，而只可解肌，故须桂枝汤小和之也。桂味辛热，用以为君，必谓桂犹圭也，宣道诸药，为之先聘，是犹辛甘发散为阳之意。盖发散风邪，必以辛为主，故桂枝所以为君也。芍药味苦酸微寒，甘草味甘平，二物用以为臣佐者，《内经》所谓风淫所胜，平以辛，佐以苦，以甘缓之，以酸收之，是以芍药为臣，而甘草为佐也。生姜味辛温，大枣味甘温，二物为使者，《内经》所谓风淫于内，以甘缓之，以辛散之。是以姜枣为使者也。姜枣味辛甘，固能发散，而此又不特专于发散之用，以脾主为胃行其津液，姜枣之用，专行脾之津液，而和营卫者也。麻黄汤所以不用姜枣者，谓专于发汗，则不待行化，而津液得通矣。用诸方者，请熟究之。

桂枝君，去皮，三两　芍药臣佐，三两　甘草臣佐，炙，二两
生姜使，切，三两　大枣使，擘，十二枚

上五味㕮咀，以水七升，微火煮取三升，去滓，适寒温，
服一升，服已须臾，啜热稀粥一升余，以助药力，温覆令一时
许，遍身漐漐微以有汗者益佳，不可令如水流漓，病必不除。若
一服汗出病瘥，停后服，不必尽剂。若不汗更服，依前法，又
不汗，后服小促役其间，半日许令三服尽。若病重者，一日一夜
服，周时观之，服一剂尽，病证犹在者，更作服。若汗不出，乃
服至二三剂，禁生冷、粘滑、肉麦①、五辛、酒酪、臭恶等物。

麻黄汤方

《本草》有曰：轻可去实，即麻黄葛根之属是也。实为寒邪
在表，皮腠坚实，营卫胜，津液内固之表实，非腹满便难之内
实也。《圣济经》曰：汗不出而腠密，邪气胜而中蕴，轻剂所以
扬之，即麻黄葛根之轻剂耳。麻黄味甘苦，用以为君者，以麻
黄为轻剂，而专主发散，是以为君也。桂枝为臣者，以风邪在
表，又缓而肤理疏者，则必以桂枝解其肌，是用桂枝为臣。寒
邪在经，表实而腠密者，则非桂枝所能独散，必专麻黄以发汗，
是当麻黄为主，故麻黄为君，而桂枝所以为臣也。《内经》曰：
寒淫于内，治以甘热，佐以辛苦者，兹是类欤。甘草味甘平，
杏仁味甘苦温，用以为佐使者，《内经》曰：肝苦急，急食甘以
缓之。肝者营之主也。伤寒营胜卫固，血脉不利，是专味甘之

---

① 麦：全书本作"面"。

物以缓之，故以甘草、杏仁为之佐使，且桂枝汤主中风，风则伤卫，风邪并于卫，则卫实而营弱，仲景所谓汗出恶风者，此为营弱卫强者是矣。故桂枝汤佐以芍药，用和营也。麻黄汤主伤寒，寒则伤营，寒邪并于营，则营实而卫虚，《内经》所谓气之所并为血虚，血之所并为气虚者是矣。故麻黄佐以杏仁，用利气也。若是之论，实处方之妙理，制剂之渊微，该通君子，熟明察之，乃见功焉。

麻黄君，去节，三两　桂枝臣，去皮，二两　甘草佐使，炙，二两
杏仁佐使，去皮、尖，七十枚

上四味，以水九升，先煮麻黄，减二升，去上沫，纳诸药，煮取二升半，去滓，温服八合，缓取微汗，并不须啜粥，余如桂枝法将息。

大青龙汤

青龙，东方甲乙木神也。应春而主肝，专发生之令，为敷荣之主，万物出甲开甲，则有两歧，肝有两叶，以应木叶，所以谓之青龙者，以发散营卫两伤之邪，是应肝木之体耳。桂枝汤主中风，麻黄汤主伤寒，二者发散之纯者也。及乎大青龙汤则不然，虽为发汗之剂，而所主又不一，必也中风脉浮紧，为中风见寒脉，是风寒两伤也。伤寒脉浮缓，为伤寒见风脉，是风寒两伤也。风兼寒，寒兼风，乃大青龙汤专主之也。见兹脉证，虽欲与桂枝汤解肌以祛风，而不能已其寒，则病不去，或欲以麻黄汤发汗以散寒，而不能去其风，则病仍在，兹仲景所以特处大青龙汤以两解之。麻黄味甘温，桂枝味辛热，寒则伤营，必以甘缓之，风则伤卫，必以辛散之，此风寒两伤，营卫

俱病，故以甘辛相合而为发散之剂。表虚肤缓者，则以桂枝为主，此以表实腠理密，则以麻黄为主，是先麻黄后桂枝，兹麻黄为君，桂枝为臣也。甘草味甘平，杏仁味甘苦，苦甘为助，佐麻黄以发[①]表。大枣味甘温，生姜味辛温，辛甘相合，佐桂枝以解肌。石膏味甘辛微寒。风，阳邪也；寒，阴邪也。风则伤阳，寒则伤阴，营卫阴阳，为风寒两伤，则非轻剂所能独散也，必须轻重之剂以同散之，乃得阴阳之邪俱已，营卫之气俱和，是以石膏为使。石膏为重剂，而又专达肌表者也。大青龙汤，发汗之重剂也，非桂枝汤之所同，用之稍过，则又有亡阳之失。经曰：若脉微弱，汗出恶风者，不可服，服之则厥逆，筋惕肉瞤，此为逆也。又曰：一服汗者停后服。若复服，汗多亡阳，遂虚恶风，烦躁不得眠也。即此观之，剂之轻重可见矣，其用汤者，宜详审之。

麻黄君，去节，六两　桂枝臣，去皮，二两　甘草佐，炙，一两
杏仁佐，去皮、尖，四十枚　生姜佐，切，三两　大枣佐，擘，十枚
石膏使，如鸡子大，碎

上七味，以水九升，先煮麻黄，减二升，去上沫，纳诸药，煮取三升，去滓，温服一升，取微似汗，汗出多者，温粉止之，一服汗者，停后服。若复服，汗多亡阳，遂虚一作逆恶风，烦躁不得眠也。

又温粉方

白术　藁本　川芎　白芷各等份

上捣，罗为细末，每末一两，入米粉三两，和令匀，粉扑周身止汗，无藁本亦得。

---

① 发：原作"登"，据全书本改。

小青龙汤

青龙象肝木之两歧，而主两伤之疾，中风见寒脉，伤寒见风脉，则为营卫之两伤，故以青龙汤主之。伤寒表不解，则麻黄汤可以发，中风表不解，则桂枝汤可以散，惟其表且不解，而又加之心下有水气，则非麻黄汤所能发，桂枝汤所能散，乃须小青龙汤，始可祛除表里之邪气尔。麻黄味甘辛温，为发散之主，表不解，应发散之，则以麻黄为君。桂味辛热，甘草味甘平，甘辛为阳，佐麻黄表散之用，二者所以为臣。芍药味酸微寒，五味子味酸温，二者所以为佐者，寒饮伤肺，咳逆而喘，则肺气逆。《内经》曰：肺欲收，急食酸以收之。故用芍药五味子为佐，以收逆气。干姜味辛热，细辛味辛热，半夏味辛微温，三者所以为使者，心下有水，津液不行，则肾气燥。《内经》曰：肾苦燥，急食辛以润之。是以干姜、细辛、半夏为使，以散寒水，逆气收，寒水散，津液通行，汗出而解矣。心下有水气散行，则所传不一，故又有增损之证。若渴者，去半夏，加栝楼根。水蓄则津液不行，气燥而渴，半夏味辛温，燥津液者也，去之则津液易复；栝楼根味苦微寒，润枯燥者也，加之则津液通行，是为渴所宜也。若微利，去麻黄，加芫花。水气下行，渍入肠间，则为利。下利者不可攻其表，汗出必胀满，麻黄专为表散，非下利所宜，故去之；芫花味苦寒，酸苦为涌泄之剂，水去利则止，芫花下水，故加之。若噎者，去麻黄，加附子。经曰：水得寒气，冷必相抟[1]，其人即噎。又曰：病人有

---

[1] 抟：全书本作"搏"。

寒，复发汗，胃中冷，必吐蛔。噫为胃气虚竭，麻黄发汗，非胃虚冷所宜，故去之；附子辛热，热则温其气，辛则散其寒，而噫者为当，两相佐之，是以祛散冷寒之气。若小便不利，少腹满，去麻黄，加茯苓。水蓄在下焦不行，为小便不利，少腹满。凡邪客于体者，在外者可汗之，在内者下之，在上者可涌之，在下者可泄之。水蓄下焦，渗泄可也，发汗则非所当，故去麻黄，而茯苓味甘淡，专行津液。《内经》曰：热淫于内，以淡渗之。渗溺行水，甘淡为所宜，故加茯苓。若喘者，去麻黄，加杏仁。喘为气逆，麻黄发阳，去之则气易顺，杏仁味甘苦温，加之以泄逆气，《金匮要略》曰：其形肿者，故不纳麻黄，乃纳杏子。以麻黄发其阳，故喘逆形肿，标本之疾，加减所同，盖其类矣。

麻黄君，去节，三两　甘草臣，炙，三两　桂枝臣，去皮，三两　芍药佐，三两　五味子佐，半升　细辛使，三两　干姜使，三两　半夏使，洗，半升

上八味，以水一斗，先煮麻黄，减二升，去上沫，纳诸药，煮取三升，去滓，温服一升。

大承气汤方

承，顺也。伤寒邪气入胃者，谓之入腑，腑之为言聚也。胃为水谷之海，营卫之源，水谷会聚于胃，变化而为营卫。邪气入于胃也，胃中气郁滞，糟粕秘结，壅而为实，是正气不得舒顺也。《本草》曰：通可去滞，泄可去邪，塞而不利，闭而不通，以汤荡涤，使塞者利而闭者通，正气得以舒顺，是以承气名之。王冰曰：宜下必以苦，宜补必以酸，言酸收而苦泄也。

枳实苦寒，溃坚破结，则以苦寒为之主，是以枳实为君。厚朴味苦温，《内经》曰：燥淫于内，治以苦温。泄满除燥，则以苦温为辅，是以厚朴为臣。芒硝味咸寒，《内经》曰：热淫于内，治以咸寒。人伤于寒，则于①病热，热气聚于胃，则谓之实，咸寒之物，以除消热实，故芒硝为佐。大黄味苦寒，《内经》曰：燥淫所胜，以苦下之。热气内胜，则津液消而肠胃燥，苦寒之物，以荡涤燥热，故以大黄为使，是以大黄有将军之号也。承气汤下药也，用之尤宜审焉，审知大满大实，坚有燥屎，乃可投之也。如非大满，则犹生寒热，而病不除，况无满实者，而结胸痞气之属，由是而生矣。是以《脉经》有曰：伤寒有承气之戒，古人亦特谨之。

枳实君，炙，五枚　厚朴臣，炙，去皮，半斤　芒硝佐，三合大黄使，酒洗，四两

上四味，以水一斗，先煮二物，取五升，去滓，纳大黄，更煮取二升，去滓，纳芒硝，更上微火一二沸，分温再服，得下余勿服。

大柴胡汤方

虚者补之，实者泻之，此言所共知，至如峻缓轻重之剂，则又临时消息焉，大满大实，坚有燥屎，非快剂则不能泄，大小承气汤峻，所以泄坚满者也。如不至大坚满邪热甚，而须攻下者，又非承气汤之可投，必也轻缓之剂攻之，大柴胡汤缓，用以逐邪热也。经曰：伤寒发热七八日，虽脉浮数者，可下之，

---

① 于：全书本作"为"。

宜大柴胡汤。又曰：太阳病过经十余日，反二三下之，后四五日，柴胡证仍在者，先与小柴胡；呕不止，心下急，郁郁微烦者，为未解也，可大柴胡下之则愈，是知大柴胡为下剂之缓也。柴胡味苦平微寒，伤寒至于可下，则为热气有余，应火而归心，苦先入心，折热之剂，必以苦为主，故以柴胡为君。黄芩味苦寒。王冰曰：大热之气，寒以取之。推除邪热，必以寒为助，故以黄芩为臣。芍药味酸苦微寒，枳实味苦寒。《内经》曰：酸苦涌泄为阴。泄实折热，必以酸苦，故以枳实、芍药为佐。半夏味辛温，生姜味辛温，大枣味甘温。辛者散也，散逆气者，必以辛；甘者缓也，缓正气者，必以甘。故半夏、生姜、大枣为之使也。一方加大黄，以大黄有将军之号，而功专于荡涤，不加大黄，恐难攻下，必应以大黄为使也。用汤者，审而行之，则十全之功可得矣。

柴胡君，半斤　黄芩臣，三两　枳实佐，炙，四枚　芍药佐，三两　生姜使，切，五两　半夏使，洗，半升　大枣使，擘，十二枚

上件七味，以水一斗二升，煮取六升，去滓再煎，温服一升，日三服，一方加大黄二两。若不加，恐不名大柴胡汤。

小柴胡汤方

伤寒邪气在表者，必渍形以为汗；邪气在里者，必荡涤以为利；其于不外不内，半表半里，既非发汗之所宜，又非吐下之所对，是当和解则可矣，小柴胡为和解表里之剂也。柴胡味苦平微寒，黄芩味苦寒。《内经》曰：热淫于内，以苦发之。邪在半表半里，则半成热矣。热气内传之不可，则迎而夺之，必先散热，是以苦寒为主，故以柴胡为君，黄芩为臣，以成彻然

发表之剂。人参味甘温，甘草味甘平，邪气传里，则里气不治，甘以缓之，是以甘物为之助，故用人参、甘草为佐，以扶正气而复之也。半夏味辛微温，邪初入里，则里气逆，辛以散之，是以辛物为之助，故用半夏为佐，以顺逆气而散邪也。里气平正，则邪气不得深入，是以三味佐柴胡以和里。生姜味辛温，大枣味甘温，《内经》曰：辛甘发散为阳。表邪未已，迤逦内传，既未作实，宜当两解，其在外者必以辛甘之物发散，故生姜、大枣为使，辅柴胡以和表，七物相合，两解之剂当矣。邪气自表未敛为实，乘虚而凑，则所传不一，故有增损以御之。胸中烦而不呕，去半夏、人参，加瓜蒌实。烦者热也，呕者气逆也，胸中烦而不呕，则热聚而气不逆，邪气欲渐成实也。人参味甘为补剂，去之使不助热也；半夏味辛为散剂，去之以无逆气也；瓜蒌实味苦寒，除热必以寒，泄热必以苦，加瓜蒌实以通胸中郁热。若渴者去半夏，加人参、栝楼根。津液不足则渴，半夏味辛性燥，渗津液物也，去之则津液易复；人参味甘而润，栝楼根味苦而坚，坚润相合，津液生而渴自已。若腹中痛者，去黄芩，加芍药。宜通而塞为痛，邪气入里，里气不足，寒气壅之，则腹中痛。黄芩味苦寒，苦性坚而寒中，去之则中气易和，芍药味酸苦微寒，酸性泄而利中，加之则里气得通，而痛自已。若胁下痞硬，去大枣，加牡蛎。《内经》曰：甘者令人中满。大枣味甘温，去之则硬浸散；咸以软之，牡蛎味酸咸寒，加之则痞者消而硬者软。若心下悸，小便不利者，去黄芩，加茯苓。心下悸，小便不利，水蓄而不行也。《内经》曰：肾欲坚，急食苦以坚之。坚肾则水益坚，黄芩味苦寒，去之则蓄水浸行。《内经》曰：淡味渗泄为阳。茯苓味甘淡，加之则津液通流。若不渴，外有微热，去人参，加桂。不渴则津液足，去人参，以人参为主内之物也；外有微热，则表证多，加桂以取汗，发散表邪也。若咳者去人参、大枣、生姜，加五味子、干姜。肺气逆则咳，甘补中，则肺气愈逆，故去人参、大枣之甘；五味子酸温，肺欲收，急食酸以收之，气逆不收，故加五味子之酸；生姜、干姜一物也，生者温而干者热，寒气内淫，则散以辛热，盖诸咳皆本于寒，故去生姜，加干姜，是相假之以正温热之功。识诸此者，小小变通，触^①类而长焉。

柴胡君，半升　黄芩臣，三两　人参佐，一两　甘草佐，炙，三两　半夏佐，洗，半升　生姜使，切，三两　大枣使，擘，十二枚

上七味，以水一斗二升，煮取六升，去滓再煎，取三升，温服一升，日三服。

栀子豉汤方

《内经》曰：其高者，因而越之；其下者，引而竭之；中满者，泻之于内；其有邪者，渍形以为汗；其在皮者，汗而发之。治伤寒之妙，虽有变通，终不越此数法也。伤寒邪气自表而传里，留于胸中，为邪在高分，则可吐之，是越之之法也。所吐之证，亦自不同，如不经汗下，邪气蕴郁于膈，则谓之膈实，应以瓜蒂散吐之，瓜蒂散吐胸中实邪者也。若发汗吐下后，邪气乘虚留于胸中，则谓之虚烦，应以栀子豉汤吐之，栀子豉汤，吐胸中虚烦者也。栀子味苦寒。《内经》曰：酸苦涌泄为阴。涌者，吐之也。涌吐虚烦，必以苦为主，是以栀子为君。烦为热胜也，涌热者必以苦，胜热者必以寒，香豉味苦寒，助

---

① 触：全书本作"独"。

栀子以吐虚烦，是以香豉为臣。《内经》曰：气有高下，病有远近，证有中外，治有轻重，适其所以为治。依而行之，所谓良矣。

栀子君，擘，十四枚　香豉臣，绵裹，四合

上二味，以水四升，煮栀子，取二升半，去滓内豉，更煮取一升半，去滓分二服，温进一服，得快吐者，止后服。

瓜蒂散

华佗曰：四日在胸，则可吐之，此迎而夺之之法也。《千金方》曰：气浮上部，填塞心胸，胸中满者，吐之则愈，此随证治之之法也。大约伤寒四五日，邪气客于胸中之时也，加之胸中烦满，气上冲咽喉不得息者，则为吐证具，乃可投诸吐药，而万全之功有之矣。瓜蒂味苦寒，《内经》曰：湿气在上，以苦吐之。寒湿之气，留于胸中，以苦为主，是以瓜蒂为君。赤小豆味酸涩，《内经》曰：酸苦涌泄为阴。分涌膈实，必以酸为助，是以赤小豆为臣。香豉味苦寒，苦以涌泄，寒以胜热，去上膈之热，必以苦寒为辅，是以香豉为使。酸苦相合，则胸中痰热涌吐而出矣，其于亡血虚家，所以不可与者，以瓜蒂散为快剂，重亡津液之药，亡血虚家，补养则可，更亡津液，必不可全，用药君子，必详究焉。

瓜蒂君，熬黄，一分　赤小豆臣，一分

上二味，各别捣筛为散，已合治之，取一钱匕，以香豉一合，用熟汤七合，煮作稀糜，去滓取汁，和散温顿服之，不吐者少少加，得快吐乃止。诸亡血虚家，不可与瓜蒂散。

大陷胸汤方

结胸由邪在胸中，处身之高分，邪结于是，宜若可汗，然所谓结者，若系结之结，不能分解者也。诸阳受气于胸中，邪气与阳气相结，不能分解，气不通，壅于心下，为硬为痛，是邪正固结于胸中，非虚烦膈实之所同，是须攻下之物可理，低者举之，高者陷之，以平为正，结胸为高邪，陷下以平之，故治结胸曰陷胸汤。甘遂味苦寒，苦性泄，寒胜热，虽曰泄热，而甘遂又若夫间之，遂直达之气，陷胸破结，非直达者不能透，是以甘遂为君。芒硝味咸寒，《内经》曰：咸味下泄为阴。又曰：咸以软之。气坚者，以咸软之；热胜者，以寒消之，是以芒硝为臣。大黄味苦寒，将军也，荡涤邪寇，除去不平，将军之功也，陷胸涤热，是以大黄为使。利药之中，此为快剂，伤寒错恶，结胸为甚，非此汤则不能通利之，剂大而数少，取其迅疾，分解结邪，此奇方之制也。《黄帝针经》曰：结虽大，犹可解也。在伤寒之结，又不能久，非陷胸汤，孰可解之矣。

甘遂君，一钱匕　芒硝臣，一升　大黄使，去皮，六两

上三味，以水六升，先煮大黄，取二升，去滓，纳芒硝，煮一两沸，纳甘遂末，温服一升，得快利，止后服。

半夏泻心汤方

凡陷胸汤攻结也，泻心汤攻痞也。气结而不散，壅而不通为结胸，陷胸汤为直达之剂；塞而不通，否而不分为痞，泻心汤为分解之剂。所以谓之泻心者，谓泻心下之邪也。痞与结

胸，有高下焉？结胸者，邪结在胸中，故治结胸曰陷胸汤；痞者，邪留在心下，故治痞曰泻心汤。黄连味苦寒，黄芩味苦寒。《内经》曰：苦先入心，以苦泄之。泻心者，必以苦为主。是以黄连为君，黄芩为臣，以降阳而升阴也。半夏味辛温，干姜味辛热。《内经》曰：辛走气，辛以散之。散痞者必以辛为助，故以半夏、干姜为佐①，以分阴而行阳也。甘草味甘平，大枣味甘温，人参味甘温，阴阳不交曰痞，上下不通为满，欲通上下，交阴阳，必和其中，所谓中者，脾胃是也。脾不足者，以甘补之，故用人参、甘草、大枣为使，以补脾而和中，中气得和，上下得通，阴阳得位，水升火降，则痞消热已，而大汗解矣。

黄连君，一两　黄芩臣，三两　半夏佐，洗，半升　干姜佐，三两　人参使，三两　甘草使，炙，三两　大枣使，擘，十二枚

上七味，以水一斗，煮取六升，去滓再煎，取三升，温服一升，日三服。

茵陈蒿汤方

王冰曰：小热之气，凉以和之；大热之气，寒以取之。发黄者，热之极也，非大寒之剂，则不能彻其热。茵陈蒿味苦寒，酸苦涌泄为阴，酸以涌之，苦以泄之，泄热甚者，必以苦为主，故以茵陈蒿为君。心法南方火而主热。栀子味苦寒，苦入心而寒胜热，大热之气，必以苦寒之物胜之，故以栀子为臣。大黄味苦寒，宜补必以酸，宜下必以苦，推除邪热，必假将军攻之，

_____
① 佐：原作"使"，据全书本改。

故以大黄为使。苦寒相近，虽甚热，大毒必祛除，分泄前后，复得利而解矣。

茵陈蒿君，六两　　栀子臣，擘，十四枚　　大黄使，去皮，二两

上三味，以水一斗二升，先煮茵陈蒿，减六升，纳二味，煮取三升，去滓分三服，小便当利，尿如皂荚汁状，色正赤，一宿腹减，则黄从小便去也。

白虎汤方

白虎，西方金神也，应秋而归肺。热甚于内者，以寒下之；热甚于外者，以凉解之；其有中外俱热，内不得泄，外不得发者，非此汤则不能解之也。夏热秋凉，暑暍之气，得秋而止，秋之令曰处暑，是汤以白虎名之，谓能止热也。知母味苦寒。《内经》曰：热淫所胜，佐以苦甘。又曰：热淫于内，以苦发之。欲彻表热，必以苦为主，故以知母为君。石膏味甘微寒，热则伤气，寒以胜之，甘以缓之，热胜其气，必以甘寒为助，是以石膏甘寒为臣。甘草味甘平，粳米味甘平，脾欲缓，急食甘以缓之，热气内余，消烁津液，则脾气燥，必以甘平之物缓其中，故以甘草、粳米为之使。是太阳中暍，得此汤则顿除之，即热见白虎而尽矣。立秋后不可服，以秋则阴气半矣，白虎为大寒剂，秋王之时，若不能食，服之而为哕逆，不能食成虚羸者多矣。春沂云：立秋后至多矣四十二字，疑后人所加。

知母君，六两　　石膏臣，碎，一斤　　甘草使，炙，二两　　粳米使，六合

上四味，以水一斗，煮米熟汤成，去滓，温服一升，日三服。

五苓散方

苓，令也，号令之令矣。通行津液，克伐肾邪，专为号令者，苓之功也。五苓之中，茯苓为主，故曰五苓散。茯苓味甘平，猪苓味甘平，甘虽甘也，终归甘淡。《内经》曰：淡味渗泄为阳。利大便曰攻下，利小便曰渗泄，水饮内蓄，须当渗泄之，必以甘淡为主，是以茯苓为君，猪苓为臣。白术味甘温，脾恶湿，水饮内蓄，则脾气不治，益脾胜湿，必以甘为助，故以白术为佐。泽泻味咸寒，《内经》曰：咸味下泄为阴。泄饮导溺，必以咸为助，故以泽泻为使。桂味辛热，肾恶燥，水蓄不行，则肾气燥。《内经》曰：肾恶燥，急食辛以润之。散湿润燥，故以桂枝为使。多饮暖水，令汗出愈者，以辛散水气外泄，是以汗润而解也。

茯苓君，十八铢　猪苓臣，去皮，十八铢　白术佐，十八铢　泽泻使，一两六铢　桂枝使，去皮，半两

上五味，捣为散，以白饮和服方寸匕，日三服，多饮暖水，汗出愈，如法将息。

理中丸方

心肺在膈上为阳，肾肝在膈下为阴，此上下脏也。脾胃应土，处在中州，在五脏曰孤脏，属三焦曰中焦，自三焦独治在中，一有不调，此丸专治，故名曰理中丸。人参味甘温，《内经》曰：脾欲缓，急食甘以缓之。缓中益脾，必以甘为主，是以人参为君。白术味甘温，《内经》曰：脾恶湿，甘胜湿。温中胜湿，必以甘为助，是以白术为臣。甘草味甘平，《内经》曰：

五味所入，甘先入脾。脾不足者，以甘补之，补中助脾，必先甘剂，是以甘草为佐。干姜味辛热，喜温而恶寒者胃也，胃寒则中焦不治。《内经》曰：寒淫所胜，平以辛热。散寒温胃，必先辛剂，是以干姜为使。脾胃居中，病则邪气上下左右，无病不至，故又有诸加减焉。若脐下筑者，肾气动也，去白术，加桂。气壅而不泄，则筑然动，白术味甘补气，去白术则气易散；桂辛热，肾气动者，欲作奔豚也，必服辛味以散之，故加桂以散肾气。经曰：以辛入肾，能泄奔豚气故也。吐多者，去白术，加生姜。气上逆者则吐多，术甘而壅，非气逆者之所宜也。《千金方》曰：呕家多服生姜，此是呕家圣药。生姜辛散，是于吐多者加之。下多者，还用术。气泄而不收，则下多，术甘壅补，使正气收而不泄也。或曰湿胜则濡泄，术专除湿，是于下多者加之。悸者，加茯苓。饮聚则悸，茯苓味甘，渗泄伏水，是所宜也。渴欲得水者，加术。津液不足则渴，术甘以补津液。腹中痛者，加人参。虚则痛，《本草》曰：补可去弱，即人参羊肉之属是也。寒多者加干姜，辛能散也。腹满者，去白术，加附子。《内经》曰：甘者令人中满。术甘壅补，于腹满家则去之；附子味辛热，气壅郁腹为之满，以热胜寒，以辛散满，故加附子。《内经》曰：热者寒之，寒者热之。此之谓也。

人参君　白术臣　甘草佐，炙　干姜使。各三两

上四味，捣筛蜜丸，如鸡子黄许大，以沸汤数合，和一丸，研碎温服之，日三四，夜二服。

四逆汤方

四逆者，四肢逆而不温也。四肢者，诸阳之本，阳气不足，

阴寒加之，阳气不相顺接，是致手足不温，而成四逆。此汤申发阳气，却散阴寒，温经暖肌，是以四逆名之。甘草味甘平，《内经》曰：寒淫于内，治以甘热。却阴扶阳，必以甘为主，是以甘草为君。干姜味辛热，《内经》曰：寒淫所胜，平以辛热。逐寒正气，必先辛热，是以干姜为臣。附子味辛大热，《内经》曰：辛以润之。开发腠理，致津液通气也，暖肌温经，必凭大热，是以附子为使。此奇制之大剂也。四逆属少阴，少阴者肾也。肾肝位远，非大剂则不能达。《内经》曰：远而奇偶，制大其服。此之谓也。

甘草君，二两　干姜臣，一两半　附子使，生用，去皮八片，一枚

上三味，以水三升，煮取一升二合，去滓，分温再服，强人可大附子一枚，干姜三两。

真武汤方

真武，北方水神也，而属肾，用以治水焉。水气在心下，外带表而属阳，必应发散，故治以真武汤。青龙汤主太阳病，真武汤主少阴病。少阴肾水也，此汤可以和之，真武之名得矣。茯苓味甘平，白术味甘温。脾恶湿，腹有水气，则脾不治，脾欲缓，急食甘以缓之，渗水缓脾，必以甘为主，故以茯苓为君，白术为臣。芍药味酸微寒，生姜味辛温。《内经》曰：湿淫所胜，佐以酸辛。除湿正气，是用芍药、生姜酸辛为佐也。附子味辛热，《内经》曰：寒淫所胜，平以辛热。温经散湿，是以附子为使也。水气内渍，至于散则所行不一，故有加减之方焉。若咳者，加五味子、细辛、干姜。咳者，水寒射肺也。肺气逆者，以酸收之，五味子酸而收也；肺恶寒，以辛润之，细辛、干姜

辛而润也。若小便利者，去茯苓。茯苓专渗泄者也。若下利者，去芍药，加干姜。酸之性泄，去芍药以酸泄也；辛之性散，加干姜以散寒也。呕者，去附子，加生姜。气上逆则呕，附子补气，生姜散气，两不相损，气则顺矣。增损之功，非大智孰能贯之。

茯苓君，三两　白术臣，二两　芍药佐，三两　生姜佐，切，三两　附子使，炮去皮、脐，作八片，一枚

上五味，以水八升，煮取三升，去滓，温服七合，日三服。

建中汤方

《内经》曰：肝生于左，肺藏于右，心位在上，肾处在下，左右上下，四脏居焉。脾者土也，应中央，处四脏之中，为中州，治中焦，生育营卫，通行津液。一有不调，则营卫失所育，津液失所行，必以此汤温建中脏，是以建中名焉。胶饴味甘温，甘草味甘平。脾欲缓，急食甘以缓之，建脾者必以甘为主，故以胶饴为君，甘草为臣。桂辛热，辛，散也，润也。营卫不足，润而散之；芍药味酸微寒，酸，收也，泄也，津液不逮，收而行之，是以桂、芍药为佐。生姜味辛温，大枣味甘温。胃者卫之源，脾者营之本，《黄帝针经》曰：营出中焦，卫出上焦是矣。卫为阳，不足者益之必以辛；营为阴，不足者补之必以甘。辛甘相合，脾胃健而营卫通，是以姜枣为使。或谓桂枝汤解表，而芍药数少，建中汤温里，而芍药数多。殊不知二者远近之制，皮肤之邪为近，则制小其服也，桂枝汤芍药佐桂枝同用散，非与建中同体尔；心腹之邪为远，则制大其服也，建中汤芍药佐胶饴以建脾，非与桂枝同用尔。《内经》曰：近而奇偶，制小其

服；远而奇偶，制大其服。此之谓也。

胶饴君，一升　甘草臣，炙，一两　桂枝佐，去皮，三两　芍药佐，六两　大枣使，擘，十二枚　生姜使，切，三两

上六味，以水七升，煮取三升，去滓，纳胶饴，更上微火消解，温服一升，日三服。呕家不用建中汤，以甜故也。

脾约丸方

约者，结约之约，又约束之约也。《内经》曰：饮入于胃，游溢精气，上输于脾，脾气散精，上归于肺，通调水道，下输膀胱，水精四布，五经并行，是脾主为胃行其津液者也。今胃强脾弱，约束津液，不得四布，但输膀胱，致小便数而大便硬，故曰其脾为约。麻仁味甘平，杏仁味甘温。《内经》曰：脾欲缓，急食甘以缓之。麻仁杏仁，润物也。《本草》曰：润可去枯。脾胃干燥，必以甘润之物为之主，是以麻仁为君，杏仁为臣。枳实味苦寒，厚朴味苦温。润燥者必以甘，甘以润之；破结者必以苦，苦以泄之。枳实、厚朴为佐，以散脾之结约。芍药味酸微寒，大黄味苦寒。酸苦涌泄为阴，芍药、大黄为使，以下脾之结燥。肠润结化，津液还入胃中，则大便利，小便少而愈矣。

麻子仁君，二两　杏仁臣，去皮、尖，熬别作脂，一升　枳实佐，炙，半斤　厚朴佐，炙，去皮，一尺　芍药使，半斤　大黄使，去皮，一斤

上六味，蜜和丸，梧桐子大，饮服十丸，日三服，渐加，以知为度。

抵当汤方

人之所有者，气与血也。气为阳气，流而不行者则易散，以阳病易治故也。血为阴血，蓄而不行者则难散，以阴病难治故也。血蓄于下，非大毒快剂，则不能抵当其甚邪，故治蓄血曰抵当汤。水蛭味咸苦微寒，《内经》曰：咸胜血。血蓄于下，胜血者，必以咸为主，故以水蛭为君。虻虫味苦微寒，苦走血，血结不行，破血者必以苦为助，是以虻虫为臣。桃仁味苦甘平，肝者血之源，血聚则肝气燥，肝苦急，急食甘以缓之，散血缓急，是以桃仁为佐。大黄味苦寒，湿气在下，以苦泄之，血亦湿类也，荡血逐热，是以大黄为使。四物相合，而方剂成。病与药对，药与病宜，虽苛毒重疾，必获全济之功矣。

水蛭君，熬，三十枚　虻虫臣，去翅、足，熬，三十个　桃仁佐，去皮，熬，三十个　大黄使，去皮，酒洗，三两

上四味，锉如麻豆大，以水五升，煮取三升，去滓，温服一升，未利再服。

伤寒论方跋

上《注解伤寒论》十卷，《明理论》三卷，《论方》一卷，聊摄成无己之所作。自北而南，盖两集也。予以绍熙庚戌岁入都，传前十卷于医者王光廷家；泊守荆门，又于襄阳访后四卷得之。望闻问切治病处方之要，举不越此。古今言伤寒者，祖张长沙，但因其证而用之，初未有发明其意义。成公博极研精，深造自得，本《难》《素》《灵枢》诸书以发明其奥，因仲景方论以辩析其理，极表里虚实阴阳死生之说，究药病轻重去取加减之意，毫发了无遗恨。诚仲景之忠臣，医家之大法也。士大夫宦四方，每病无医，予来郴山，尤所叹息，欲示之教，难于空言，故刊此书，以为楷式，使家藏其本，人诵其言，夭横伤生，庶乎免矣。成公当乙亥丙子岁，其年九十余，则必生于嘉祐治平之间，国家长育人才，命医立学，得人之效，一至于此，则天下后世，凡所谓教养云者，可不深加之意也夫？

开禧改元五月甲子历阳张孝忠书

方名索引

（按笔画排序）

伤寒医鉴

元·马宗素◎著

吕 凌◎校注

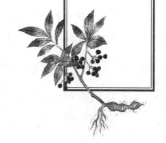

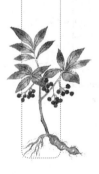

内容提要

　　《伤寒医鉴》又名《刘河间伤寒医鉴》，元代马宗素著，约成书于1234年。全书一卷，首列《伤寒医鉴》，并以此为书名；其后十一篇分别论述了脉证、六经传变、汗下、阳厥极深、燥湿发黄、不得眠、呕吐、湿热下利、霍乱、好用寒药及小儿疮疹等医学问题。每论先引朱肱《南阳活人书》观点提出问题，次列刘完素思想辨其是非，末引《内经》条文加以论证，认为"伤寒皆是热病"，而非朱氏"以寒热虚实论伤寒"。马宗素传河间之学，在阐发刘完素对《伤寒论》的认识方面颇有贡献，对后世温病学的发展也有一定影响。

　　本次点校以明代《古今医统正脉全书》本为底本，以《中国医学大成续集》为主校本，以书中所涉书籍的通行本为他校本进行整理。

校注说明

　　马宗素，生卒年不详，平阳（今山西临汾）人。马氏亲炙刘完素之学，为宗完素之法，辨正诸家伤寒谬误而著是书，可为医者之龟鉴。本书收载于《河间六书》中，共一卷，首为总论，后依次论脉证、论六经传变、论汗下、论阳厥极深、论燥湿发黄、论不得眠、论呕吐、论湿热下利、论霍乱、论好用寒药、论小儿疮疹。凡十一则，皆引朱肱《南阳活人书》之语于前，次引完素之语以驳之，末引《素问》之文为证。全书大倡完素研究《伤寒论》的思想并加以总结，指出"守真首论伤寒之差谬，故一切内外所伤，俱有受汗之病，名曰热病，通谓之伤寒"。《中国医学大成总目提要》评价云："宗素皆宗守真之学理，一一辨正之，是书之价值可知矣。"

　　《伤寒医鉴》主要版本有明万历二十九年辛丑（1601）新安吴勉学校刻《古今医统正脉全书》本、清宣统元年己酉（1909）上海千顷堂书局石印《刘河间医学六书》本等，《中国医学大成续集》与《刘完素医学全书》亦有收录。

　　本次整理以明代《古今医统正脉全书》本为底本，以《中国医学大成续集》本为主校本（简称"大成本"），以书中所涉书籍的通行本为他校本详加校勘。现将校注体例说明如下。

一、文字处理

底本竖排格式改为横排，底本表示文字位置的"左""右"一律改为"上""下"。原文中的异体字、通假字、古今字、俗写字等，凡常见者一律迳改为通行的简化字，如"藏"改为"脏"，"府"改为"腑"等。

二、校注原则

凡底本文字不误，一律不改动原文。校本虽有异文但无碍文义者，不出校记。凡底本与校本不同者，如确系底本有误，则改正原文，出校记说明。对难以判定正误者，一律保留原文，出校记说明。

校注者

2020 年 1 月

目 录

伤寒医鉴

天道有遭世而兴，事有遇时而显，此古今之常理，出于自然者也。且谓儒书衰灭以后，邪说蜂起，以淆乱六经之道，红紫乱朱，无以折衷。孝武皇帝，举用俊茂，罢黜百家之非，而六经之道始明。自汉而降，注述繁错，医书尤甚。况医乃人之司命，所系尤重，殆非小智所能及也。惟昔黄帝、岐伯，难疑答问，上穷天道，下极地理，中尽人性，垂法万世，以为生民之寿域，是以名曰《素问》。于是守真刘先生恐斯文将坠于地，民罹横夭，于是分天地阴阳刚柔消长之理，察人生风气血脉寒热之宜，逐一拟一篇，无不引《素问》，先标受病之本源，所处方用药。注书有四焉：一者，明天地之造化，论运化之盛衰，目之曰《要旨论》一部，计三万六千七百五十三字；一者，分君臣之佐使，定奇偶之逆从，又作《宣明论》一部，计八千九百零三字；一者，又注伤寒六经传受，《直格》一部，计一万七千零九字；又取《至真要论》一篇，病机气宜之说，著《玄机原病式》一帙，计二万余言。又，先生归世之后，恐庸医不知枢要，于《宣明论》内，又集紧切药方六十道，分为六门，亦名《直格》。通计八万余言，可谓勤矣。

守真曰：自昔以来，惟仲景著述遗文，立伤寒九十七法，合一百一十二方，而后学者莫能宗之。谓：如人病伤风则用桂枝解肌，伤寒则用麻黄发汗。伤风反用麻黄，则致项强柔痉；伤寒反用桂枝，则作惊狂发斑。或误服此二药，则必死矣，故仲景曰"桂枝下咽，阳盛则毙；承气入胃，阴盛则亡"是也。守真为此虑，恐麻黄、桂枝之误，遂处双解散，无问伤风伤寒、内外诸邪，皆能治疗，从下证错汗者亦不为害，如此革误人之弊已不少矣。仲景处大承气汤、小承气汤、调胃承气汤，亦各有所宜。热势大者，大承气主之；微者，小承气主之；胸中有痛，大便溏者，调胃承气主之。守真又恐承气有三，恐有过焉不及之患，遂处三一承气以总之。又虑仲景所著之书文深义奥，浅学难通，遂芟其枝蔓，撮其本根，十去七八，将三百九十七法，一百一十二方，制三十二药而总之，使人易于检阅。一见此书，对形见影，了无障碍，得之对证用药，人可自疗，况医家者流，业此者乎！

　　兼仲景除伤寒之外亦无杂病之论，是已备于仲景书也，故守真首论伤寒之差谬。故一切内外所伤，俱有受汗之病，名曰热病，通谓之伤寒。今春温、夏热、秋凉、冬寒，是随四时天气、所感轻重及主疗消息不等，合而言之则一也。冬伏寒邪，藏于肌肉之间，至春变为温病，夏变为暑病，秋变为湿病，冬变为正伤寒。冬冒其气，而内生怫热。微而不病者，以至将来阳热变动，或又感之而成热病也。《经》曰：冬伤于寒，春必病温。亦其义也。然其阴证者，止为杂病，终不为汗病。由是伤寒汗病，直言热病，不言其有寒也。三阴证者，邪热在脏里，以脏为里为阴，当下者是也。《素问》三篇：刺热、评热兼杂病，论热不说其寒，非无谓者也。《热论》之外，《素问》更无说伤寒之证。《热论》云：热病者，皆伤寒之类也。又云：人之伤于寒也，则为病热。注云：寒者，冬气也。冬时严寒，万类深藏固密，不伤于寒，触冒之者，名曰伤寒。伤于四时之气皆能病，以伤寒为毒者，最为杀厉之气。中而即病，名曰伤寒。不即病者，寒毒藏于肌肉间，久而不去，变为热病，故曰热病者，伤寒之类也。

古圣训阴阳为表里，此一经大节，目惟仲景深得其旨趣。厥后朱肱编《活人书》，将阴阳二字释作寒热，此差之甚也。中间误罹横夭，嗟之何及！《素问》言人之脏腑阴阳，脏者为阴，腑者为阳。又四时阴阳尽有经记，内外之应皆表里，其信然乎！六合为十二经脉之合，太阴、阳明为一合，厥阴、少阳为一合，少阴、太阳为一合，手足之脉，是谓六合。表里者，诸阳脉皆为表，诸阴脉皆为里。以此验之，是守真之言不诬矣。然恐俗人不悟朱肱《活人书》之谬，且略举伤寒六经传受一端而明之。肱书云：伤寒中病时，腠理寒，便入阴经，脉不微细，不经三阳也。三阴中寒，微则下理中汤，稍厥或下利，即干姜甘草汤。若阴毒已深，病势困重，六[1]脉附骨，取之方有，按之则无，于脐中用葱熨法，或灸艾三五百壮以来，手足不温者，不可治也。守真曰：前三日，三阳病在表，故当汗之；后三日，三阴病在里，故当下之。六经传受，皆是热证，非有阴寒之病也。《素问》云：伤寒未满三日者，可汗而已；其满三日者，可泄而已。由此言之，守真之说正合《素问》，肱书失之远矣。

又如身冷脉微，阳厥极深一证，肱书云：病人身冷，脉沉细而疾，或时郑声，指甲、面色青黑，阴毒已深。若服凉药，则渴转甚，躁转急，须急服辛热之药。如得手足温，更服前热药助之。若阴气散，阳气来，即渐减热药而调之。守真曰：伤寒下后热不退，蓄热在内，阳厥极深，以至阳气怫郁，不能营

---

① 六：原作"穴"，据大成本改。

运于身表、四肢，以至遍身青冷。若急下之，残阴暴绝，阳气后竭而立死，不下亦死。此际当以凉膈散或解毒养阴退阳。但欲蓄热渐散，则心腹复暖，脉自渐生。至于脉复有力，方可三一承气汤下之。守真复虑热有两感说，复以《素问》证之曰：亢则害，承乃制。此则正谓阳厥极深，不能营运于四肢，以至身冷脉微也。此略举一二端耳，余者之谬，自可触类。夫肱书暴于当世，亦一代之名医，其误谬犹若是，况其余碎杂不经之说，何可尽信？

至论小儿，如阎孝忠曰：凡小儿疮疹，当乳母慎口，不可令饥。及受风冷，归肾变黑而难治。春夏病为顺，秋冬病为逆。冬月肾旺盛寒，多归肾变黑。若妄下之，则内虚，多归于肾。此则直以疮疹为寒。守真云：阎孝忠不详钱氏本方，斑疹黑陷，牛李膏、百祥丸，寒药下之多获痊，不救必死，为热岂不明哉？《经》云：诸痛痒疮疡，皆属心火。及斑疮黑陷，无不腹满喘急，小便赤涩不通，岂非热极使然耶？此阎孝忠所以失钱氏之意也。守真如此分别，可谓医者之龟鉴也。学者当详其说，无妄谓伤寒有阴毒之证，便投姜附之药，使实实虚虚，损不足，益有余，以此误人，不亦冤哉！

每观乎城翟公序曰：譬如宵行，冥冥迷路，不知其往。遇明灯炬火，正路昭然，此《医鉴》之所作也。然世俗恶寒好热，盖亦有说。守真云：病势轻微，以热药强劫开发，误中而获效者有矣。如中酒有热毒，而复饮热酒以投之，令郁结得开而气液宣通，此谓以热疗热，亦有痊者。世俗惑于病轻而易痊，谓大疾亦然。殊不知不中则反为害也。热病以热药治之者，譬如骄主得佞臣纵恣，祸及灭亡，更不觉佞臣之恶，惟其同好之可乐，使热势转甚，以至阳厥，身冷脉微，反阳为阴，虽死不悟。

至于诸热变证，十损八九，莫不皆然也。如下利不止，瘀热在里，若使火艾熨烙，无不悦者也。此世俗好寒恶热[①]，所以滋肱书之失也。

又，守真云：病势热甚，而依法治之，不退者，或失寒凉，或因失下，或熨烙熏灸，使热极而妄为阳厥，切不可用银粉、巴豆性热大毒热燥丸药下之，反耗损阴气而衰竭津液，使热势转甚，而懊忱喘满、结胸腹痛、下利不止、血溢血泄，或为淋闭、惊狂谵妄，热证蜂起，不可胜举。由此为瘕癥坚积之疾，误人必多。然则世情亦不知医者之过，未尽究守真之奇效。

尝闻守真之言曰：正治者，以寒治热，以热治寒。病证轻微，可如此治之。若病重危，则当从反治之法。其反治者亦名从治，盖药气从顺于病气也。是故以热治热，以寒治寒，是谓反治。以热治热者，非谓病气热甚，而更以热性之药治之，本谓寒性之药，反佐而服之。盖谓病气热甚，药气寒甚，拒其药寒，则寒攻不入，寒热交争，则其病转加也，故用寒药，反热佐而服之，令药气与病气不相忤。其药本寒，热服下咽之后，热体既消，寒性乃发，由是病气随愈。余皆仿此。然正治之法，犹君刑臣过，逆其臣性而刑之。故病热不甚，治之以寒，逆其病气，而病自愈矣。反治之法，犹臣谏君非，顺其君性，而以悦之，其始则从，其终则逆，可以谏君去其邪而归于正。王冰曰：病水犹人火，火得草则燔，得木则燔，得水而灭。病火犹救龙火，然湿而燔，得水而燔。以人火不绕逐之，则其火自灭耳。此谓良医之治法也。

夫逆治、从治，皆是违性之药，病人岂有不恶者？是药

---

① 好寒恶热：诸本同，疑作"好热恶寒"。

病相争，其气所以得固也。然十救其十，不为医之功，以谓人之有命也。如身冷脉微，终不省蓄热在内，设以凉膈、解毒之药调治，无有不恶。又如患形不至有经年，终不晓瘀热在里，设以承气、寒药下之，无有不畏，虽得痊愈，尚不免于畏恶。病势大，药力小，而致死者，亦不知杯水救车薪之火为非，只指为用凉药之过。此二者无他，存于世人是非不明而恶寒好热也。

论脉证

《活人书》：阴毒，脉疾七至八至以上，疾不可数者，正是阴毒已深也。六脉沉细而疾，尺部短^①小，寸口脉或大。若误服凉药，则渴转急^②。有此之证者，便急服辛热之药，一日或二日便安。若阴毒渐深，其候沉重，四肢首冷，腹痛转甚，或咽喉不利，心下胀满，结硬燥渴，虚汗不止，六脉但沉细而疾，一息七至以来。有此证者，速于气海、关元二穴灸三二百壮，以手足和暖为效，仍兼服正阳散。

守真云：然既脉疾至七至八以上，疾不可数者，正是阳热极甚之脉也。世俗妄传阴毒诸证，以《素问》验之，皆阳热亢极之证。但热于内，在里极深，身表似其阴寒者也。及夫《经》云"亢则害，承乃制"也，谓五行之道实甚则过极，则反似克己者也，是谓兼化。如万物热极，而反出水液。以火炼金，热极而反化为水，是以火极而反以水化也。

《素问·脉要精微论》：长则气治，短则气病，数则心烦，大则病进。注曰：致急则热，故烦心也。又，《六节藏象论》：人迎一盛病在少阳，二盛病在太阳，三盛病在阳明，四盛病已上为格阳。注云：谓人迎脉于寸口一倍，余盛同法。又云：俱盛，谓大于平常之脉四倍也。四倍以上为关格之脉，人赢不能极于天地之精气，则死矣。

---

① 短：原作"断"，据《活人书》改。

② 渴转急：《活人书》作"渴转甚，躁转急"。

论六经传受

《活人书》：太阴、少阴、厥阴皆属阴证也。少阴者，肾也。厥阴者，肝也。太阴者，脾也。何谓太阴？太阴者，脾之经，主胸膈䐜胀。何谓少阴？少阴者，肾之经，主脉微细，主心烦欲寐，或自利而渴者，何也？谓中病时，腠理寒便入阴经，不经三阳也。盖气入于大肠，则发热而恶寒；入于少阴，只恶寒而不发热也。三阴中寒，微则理中汤；稍厥或中寒下利，即甘草干姜；大段重者，四逆汤；无脉者，通脉四逆汤。何谓厥阴者？肝之经也，厥阴之为主，主消渴，气上冲，心中痛热，饥不欲食，食则吐蛔，下之利不止也。若阴气独盛，阳气暴绝，则为阴毒，其证四肢逆冷，腹脐筑痛，身如被杖，脉沉疾，或吐或利。当急灸脐下，服以辛热之药，令阳复而大汗矣。

守真曰：人之伤寒，则为病热。古今一同，通谓之伤寒病。前三日，巨阳、阳明、少阳受之，热在于表，汗之则愈；后三日，太阴、少阴、厥阴受之，热传于里，下之则愈。六经传受，由浅至深，皆是热证，非有阴寒之证。古圣训阴阳为表里，惟仲景深得其意。厥后朱肱编《活人书》，特失仲景本意，将阴阳二字释作寒热，此差之毫厘，失之千里矣。

《素问·热论》云：黄帝问曰：热病者，皆伤寒之类也，或愈或死，皆以六七日之间，其愈以十日以上者何？不知其解，愿闻其故。岐伯曰：巨阳者，诸阳之属也，其脉连于风府，故诸阳主气也。人之伤寒也，则为病热，热虽甚不死，其两感于寒而病，必不能免于死矣。帝曰：愿闻其状。岐伯曰：伤寒一日，巨阳受之，故头项痛，腰背强。二日阳明受之，阳明主肌肉，其脉夹鼻络于目，故身热，目痛，鼻干，不得卧也。三日少阳受之，少阳主胆，其脉循胁络于耳①，故胸胁痛而耳聋。三阳经络皆受其病，而未入于脏，故可汗而已。四日太阴受之，太阴脉布胃中，络于嗌，故腹满而嗌干故。五日少阴受之，少阴脉贯肾络于肺，系于舌本，故口燥舌干而渴。六日厥阴受之，脉循阴器而络于肝，故烦满而囊缩。三阴三阳、五脏六腑皆受病，营卫不行，五脏不通，则死矣。其不两感于寒者，七日巨阳病衰，头痛少愈；八日阳明病衰，身热少愈；九日少阳病衰，耳聋微开；十日太阴病衰，腹满如故，则思饮食；十一日少阴病衰，渴止不满，舌干已而嚏；十二日厥阴病衰，囊纵小腹微下②，大气皆去，病日已矣。帝曰：治之奈何？岐伯曰：治之各通其脏脉，病日衰矣。未满三日，可汗而已，其满三日，可下而已。

---

① 耳：原作"目"，据《素问·热论》改。
② 下：原作"不"，据《素问·热论》改。

论汗下

《活人书》云：阳明证宜下，少阴证宜温。又云：少阴病一二日，口中和，其背恶寒者，宜著艾，并四逆汤。又云：三阳证宜下，三阴证宜温。少阴病，发热脉沉，麻黄附子汤主之；少阴证二三日，常见少阴证，无阳者，宜麻黄、附子，皆阴证表药也。又云：发热而恶寒者，发于阳也，麻黄、桂枝汤主之。

守真云：夫辨伤寒阴阳之理者，邪热在表，腑病为阳；邪热在里，脏病为阴。世俗妄谓有寒热阴阳之异，误人多矣。寒病固有，然非汗病之谓也，止为杂病，不可与汗病同科。且造化为汗液之气者，乃阳气之气，非阴寒之所能也，观万物热极而反出水液，明可知也。况法曰：身热为热在表，饮水为热在里。其伤寒病，本末身凉不渴，及小便不黄，脉不数者，未之有也。虽仲景有四逆汤证，表热里和，误以寒药下之太早，表热未入于里，里寒下利不止，及表热里寒自利，急以四逆汤温里，利止里和者，急于解表也。故仲景四逆汤证后，复有承气汤寒药下热之说。由是伤寒汗病，《经》直言热，而不言其有寒也。《经》言三阳[①]证者，邪热在脏在里，以脏为里为阴，当下热者是也。按《素问》论伤寒热病三篇，皆名曰热，竟无寒说，

---

① 阳：诸本同，疑作"阴"。

中医非物质文化遗产临床经典读本

兼以《灵枢》诸经运气之说推之，则明为热病，诚非寒也。

　　《素问·热论》云：帝曰：治之奈何？岐伯曰：治之各通其脏脉，病日衰已矣。其未满三日，可汗而已，其满三日，可泄而已。此言表里之大体也。注曰：正理《伤寒论》：脉大浮数，病在表，可发其汗；脉沉细数，病在里，可下之。由此虽日数过多，但有表证而脉浮数，犹宜发汗；日数虽少，即有里证，犹宜下之。正应脉证而汗下之也。

论阳厥极深

《活人书》云：伤寒盛隔阳，病人身冷，脉细沉疾，烦躁而不饮水者。又云：大抵阴毒，本因肾气虚寒，或因冷物伤脾，外感风寒，则阳气不守，遂发头痛，腰重，腹痛，眼睛疼，身体倦怠，四肢逆冷，汗不止，或多烦渴，精神恍惚。若误服凉药，则渴转甚，躁转急。有此病者，便须急服辛热之药。或时郑声，指甲、面色青黑。若阴毒已深，病热困重，六脉附骨，取之则有，按之即无，但于脐中用葱熨法，着艾三百壮以来，手足不温者，不可治也。

守真云：或下后热不退，或蓄热内甚，阳厥极深，以至阳气怫郁，不能营运于身表、四肢，以致遍身清冷，痛甚不堪，项背拘急，目睛赤痛，昏眩恍惚，咽干或痛，燥渴虚汗，呕吐下利，腹满实痛，烦冤闷乱，喘急郑声，以其蓄热极深，而脉道不利，以脉沉细欲绝者。俗未明其造化之理，而反传为阴毒。或失下热极，以致身冷脉微，而昏冒将死。若急下之，则残阴暴绝，阳气后竭而立死，不下亦死。病人至此，命悬顷刻。然则治法当何如？曰：此当凉膈散，或黄连解毒汤，养阴退阳，但欲蓄热渐渐宣散，则心胸复暖，脉渐以生。至于脉复有力，可以三一承气汤微下之，或解毒加大承气汤尤良。俗未明此故，认作阴证，是以阴阳失其治也。

《素问·五运行大论》：岐伯曰：气有余，则制己所胜而侮所不胜。不及，则己所不胜侮而乘之，己所胜轻而侮之。木余则制土，轻侮于金，气不争，故木恃其余而欺侮也。又，木少金胜，土反伤木，以木不及，妄凌之也。四气本同。侮，谓侮慢也，而凌忽之也。又云：以火炼金，热极反化为水。又云：亢则害，承乃制。

论燥湿发黄

《活人书》云：一身尽痛，发热身黄，小便不利，大便反快者，此名中湿。风雨袭虚，山泽蒸气，人多中湿。湿留关节，须身体烦痛，其脉沉缓，内中湿也。主一身尽痛，发热身黄，小便不利。又云：以寒湿在表不解，为不可下也，可以术附汤主之。

守真云：发黄者，阳明里热极甚，烦渴热郁，留饮不散，以湿热相搏，而体发黄也。或言寒湿搏而发黄者，色及苔膏也。本伤寒失下，或误汗之、温之、灸之、熨之，或服银粉、巴豆大毒热药下之，反以亡液，损其阴气，邪热转甚，或下太早，热入以成结胸，但发黄者，或失下寒凉调治，或热极本恶，虽按法治之而不能退其热势之甚者，或下后热不退，皆能为发黄也。大抵本因热郁极甚者，留饮不散，湿热相搏，而以术附汤主之，误矣。

《素问·平人气象论》云"食已如饥者，胃疸"，则是胃热也。热则消谷，食已如饥。目黄者疸，阳怫于上，热积胸中，阳气燔上，故目黄也。

《素问·通评虚实论》云：足之三阳，从头走至足，然久厥逆而不下，以致怫积于上焦，故为黄疸。

论不得眠

《活人书》云：下后复发汗，昼日烦躁不得眠，夜而安静，不呕不渴，无表证，脉沉微，身无大汗者，干姜附子汤主之。

守真云：夫伤寒病，懊侬烦心，反复颠倒，不得眠者，燥热怫郁于内，而气液不得宣通也，以栀子豉汤主之。

《素问·刺热篇》云：肝热甚，小便先黄，腹痛多卧，身热，热静则狂言及惊，胁满痛，手足躁，不得眠也。

论呕吐

《活人书》云：无阳则厥，无阴则呕。却言少阴下利，脉微者，与白通汤，利不止，厥逆无脉，干呕者，白通加猪胆汁汤主之。又云：膈上有寒痰，干呕者，不可吐，各温之，宜四逆汤主之。

守真云：呕者，火气炎上之象也，故胃热甚则呕也。又云：吐酸，肝木之味也，由火实制金，不能平木，肝木日甚，故为酸也。则如饮食，则喜酸也。或言酸为寒者，则如酒苦性热，养于心火，故饮之则令人色赤、气粗，脉洪大而数，语涩谵妄，歌唱悲笑，喜怒如狂，冒昧健忘，烦渴呕吐，皆热证也，其吐必酸，宿热可明矣。

《素问·至真要大论》云：诸吐酸，暴注下迫，皆属于热。注云：内隔呕逆噫，食不得入，是火也。

论湿热下利

《活人书》云：伤寒下利多种，须辨阴阳，勿令差互。大抵伤寒下利多种，须看脉与外证。下利脉大者，虚也。脉微弱者，为自止。寒毒入胃，脐下必寒，腹胀满，大便黄白，或青，或黑，或下利清谷。湿毒气甚，则下利腹痛，大便如脓血，或如烂肉汁也。得之寒毒入胃，四逆理中汤、白通汤加附子四逆汤等。若湿毒下脓血者，桃花汤、地榆汤主之。

守真云：下利脓血者，如世之谷、肉、果、菜，湿热甚，则自然腐烂溃发化为水，故食于腹中，感入湿热邪气，则自然化为脓血水。其热为赤，热属心火故也。其湿为黄，湿属脾土故也。燥郁为白，属于肺金故也。湿热甚于肠胃，怫郁结也。湿主于痞，以气逆不能宣通，因而以成肠胃之燥也，湿热相兼。盖水火、阴阳、寒热犹权衡也，一高则一下，一兴则一衰。岂能寒热俱盛于肠中而同为利者乎？若此之谬，世传多矣。则如热生疮疡，《素问·大奇病论》云：肠澼下血，少为阴气不足，搏为阳气乘之，热在下焦，故下面血也。《素问·阴阳别论》云：阴结者，传血一升。阴主血故也。再结二升，三结三升。注云：二盛，谓之再结。三盛，谓之三结。《素问·至真要论》释云：大热内结，注泄不止。热宜寒疗，结腹须徐，以寒下之，结散利止，则通因通用也。

论霍乱

《活人书》云：霍乱，呕吐而利，热多而渴，寒多而不饥，理中丸主之。吐利汗出，发热恶寒，四肢拘急，手足厥冷，四逆汤主之。吐利已，汗出而厥，四肢拘急不解，脉微欲绝者，通脉四逆汤、猪胆汁汤主之。

《钱氏吐泻问难》：广亲七太尉，七岁病吐泻，是时七月，其证全不食而昏睡，睡觉而闷乱吸气，干呕，大便或有或无，不渴，众医以惊治之，疑睡故也。

钱氏曰：先补脾，后退热。石膏汤。次日又以水银、硫黄末，生姜水调一字。八月十五日已后，吐泻身冷，无阳也，不能乳，干呕，泻清褐水，当补脾，益黄散主之，不可下。

守真云：吐下霍乱，三焦为水谷传化道路，热甚则传化失常而吐泻霍乱，火性燥动故也。或云：热无吐泻，只是寒。此说误也。

《素问·至真要大论》云：诸病喘呕吐酸，暴注下迫，转筋，小便浑浊，腹胀大如鼓，有声如鼓，痛疽疮疹，瘤气结核，吐下霍乱，皆属于火。

论好用寒药

《活人书》云：伤寒，论家方论不一，独伊尹、仲景之书犹六经也，其余诸子百家，时有一得，要之不可为法。况有好凉药者，附子、硫黄笑而不喜用，虽隆冬，使人服三黄丸之类。又有好热药者，如大黄、芒硝则畏而不敢用，虽盛暑，劝人灸病，服金液之类。非不知罪福，盖缘偏见所趋然也。又云：近时用小柴胡汤，不问阴阳、表里，凡伤寒之家，皆令服此药。盖不可轻用，虽不若大柴胡汤、小承气之紧要之药，病不相当，其为害也同，往往服小柴胡汤而成阴证者，甚多矣。又云：阴毒伤寒，心神烦躁，头痛，四肢逆冷，返阴丹主之。此方甚验，喘促呕逆者，入口便住。若加小便不通，及阴囊缩入，小腹绞痛欲死，脐下二寸灸，仍与返阴丹、当归四逆加吴茱萸生姜汤，慎勿与寻常利小便之药。寻常利小便之药者，多是冷滑药，此阴毒气在小腹所致也。

守真云：大凡治病，必先明此寒、暑、燥、湿、风、火六气，最为妄也。故曰：其治病之法，以寒治热，以热治寒，以清治温，以湿治燥，乃正治之法也。又云：逆治，所谓药气逆病之气也，其病轻微，则当如此治。其病重，当从反治之法，其反治者，亦名从治，所谓从顺于病之气也。是故《经》曰：以热治热，以寒治寒。然以热治热，非谓病气热甚，更以热性之药治之，本是寒性之药，反热佐而服之。所谓病气热甚，药气反寒，病热极甚而拒其药寒，寒攻不入，寒热交争，则其病转加也。故用寒药反热佐而服之，令药气与病不相违忤，其药性寒，热服下咽之后，热体既消，寒性乃发，由是病气随愈。其余皆仿此。然正治之法，犹君刑臣过，逆其臣性而刑之矣，故热病不甚，治之以寒，逆其病气，而病自除矣。反治之法，犹臣谏君非，顺其君性而以说之，其始则从，其终则逆，可以谏君去其邪，而归于正也。

《素问·至真要大论》云：寒者热之，热者寒之，从者逆之，顺者从之。王冰注云：病微犹救人火，得龙而焫，得火而燔。可以水灭之，故逆其性气而抔之。病之气微，而攻之以寒。病湿犹救龙火，得湿而焫，遇水而燔。不知性，以水折之，以湿攻之，适足以光焰诣天，物穷方止矣。识其性者，反常之理，以人火逐之，则焰灼自消，炎光扑灭。然逆之谓以寒攻热、以热攻寒，从之谓热难入，从其性用，不必皆同。是以下又曰：逆者正治，从者反治。从少从多，观其事也，此之谓乎？

论小儿疮疹

《活人书》云：小儿疮疹，与伤寒相类，头痛身热，足冷脉数。疑似之间，只与升麻解肌，兼治疮子，已发未发皆可服，但不可下，疮疹发热在表，尤不可转泻。世人不学，乃云"初觉，以药利之，宜其毒也"，误矣。又云"疹痘已出，不可疏转。出得已定，或脓血大甚，却用疏利"，亦非也。大抵疮疹，首尾不可下。小儿身热，耳尻冷，咳嗽，而用利药，即毒气入内杀人！

钱氏曰：疮疹始出之时，五脏证见，惟肾无候，但见平证耳，尻冷耳凉是也。论疮疹，尻、耳俱属肾，其居北方，主冷也。若疮黑陷，耳、尻反热者，为逆是也。若用牛李膏、百祥丸各三服不愈者，死。病此疮疹，当乳母慎口，不可令饥，受风冷，必归于肾，变黑难治也。有大热，利小便；有小热，宜解毒。若黑紫干陷者，百祥丸下之，不黑者，慎勿下。更时月轻重，故春夏为顺，秋冬为逆，冬月肾旺，又盛寒，病多归肾。变黑者，无问何时，十难救一。又曰：疮疹始出，未有他证，不可下也。但当用平和之药，频与乳食，不受风冷耳。如疮疹三日，不出不快者，即微发之。微发不出，即加药发之。加药不出，即大发之。后不多，若及脉平无证者，即疮疹稀少，不可更发也。肾旺盛，脾土不克水，故脾虚寒战，则难治矣。所以百祥丸者，泻膀胱之腑，腑若不实，脏自不盛也。何以不泻肾？曰：肾主虚，不受泻，故二服不效，反加寒而死矣。

守真云：小儿斑疹未出，误以热药汗，致阳气转甚，则重密出不快，多致黑陷而死。恐是斑疹，未敢服药，以误小儿诸病多矣。亦不知古人留凉泻之药，通治惊风积热。设是斑疹，使热少退而稀少出快，得痊除愈也，若用凉膈散为妙耳。《阎孝忠集·小儿论》未达钱氏本意，不明造化之理，及妄言黑陷为寒。及云"斑疮始终不可服凉泻之药"，后人因之，反致热甚黑陷而死者。阎公岂不详钱氏本方治斑疮黑陷者，牛李膏、百祥丸，寒药利之，而多获痊可，不救必死，为热岂不明哉？夫斑疮黑陷者，无不腹满喘急，而小便赤而不通，岂非热极者也，岂能反为寒邪？

《素问》云：诸痛痒疮疡，皆属于火。